Rejoignez notre fabuleuse communauté de yoga sur chaise sur Facebook !

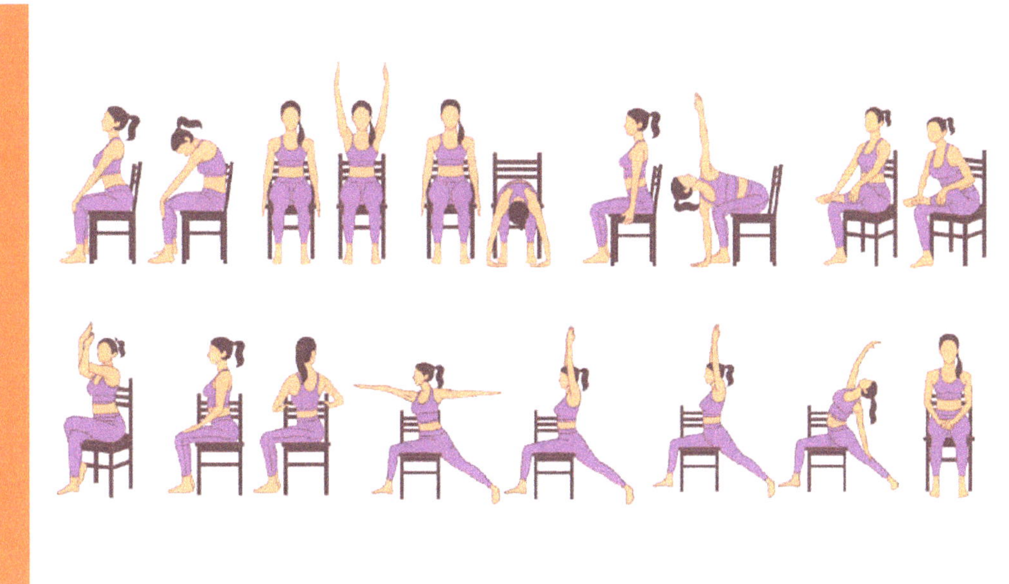

AVERTISSEMENT

Le contenu de ce livre est fourni à titre informatif et de divertissement uniquement. L'auteur et l'éditeur ne fournissent aucun conseil professionnel ni ne garantissent l'exactitude, l'exhaustivité ou l'adéquation des informations fournies dans ces pagees. Les lecteurs sont encouragés à consulter des professionnels ou des experts appropriés pour des conseils spécifiques et doivent faire preuve de leur propre jugement lors de l'application des idées et des recommandations présentées dans ce livre. L'auteur et l'éditeur ne seront pas tenus responsables des conséquences ou des dommages résultant de l'utilisation des informations contenues dans ce livre. Tous droits réservés. Aucune partie de cette publication ne peut être reproduite, stockée dans un système de récupération ou transmise sous quelque forme que ce soit, électronique, mécanique, photocopie, enregistrement, ou autre, sans l'autorisation écrite préalable de l'éditeur.

Contents

ÉTIREMENTS DE YOGA SUR CHAISE

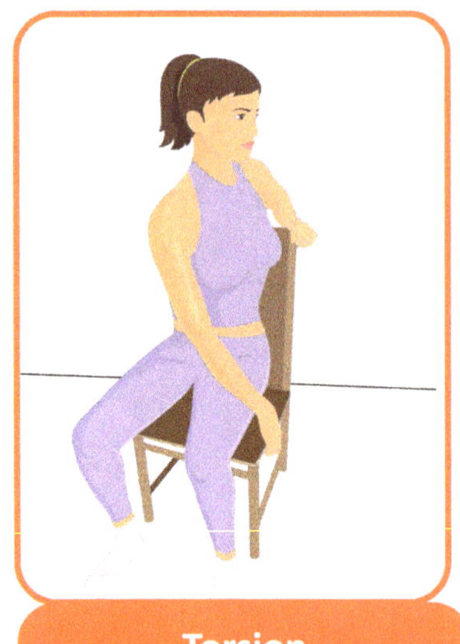

Torsion Sur Chaise

Page 04

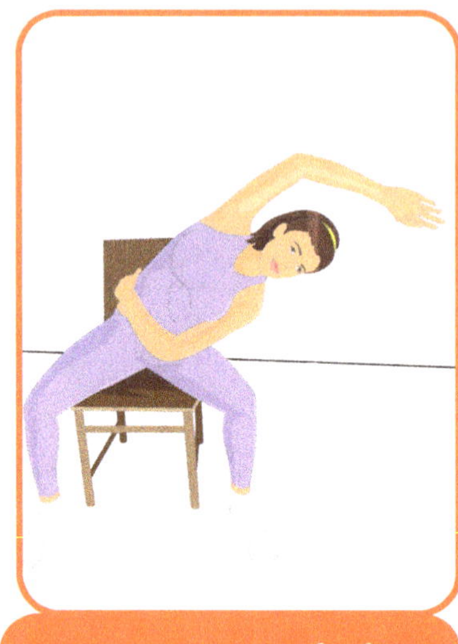

Ouverture Latérale Sur Chaise

Page 05

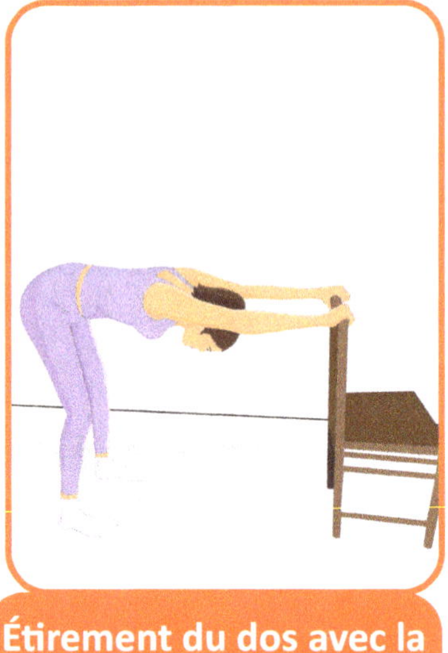

Étirement du dos avec la chaise

Page 06

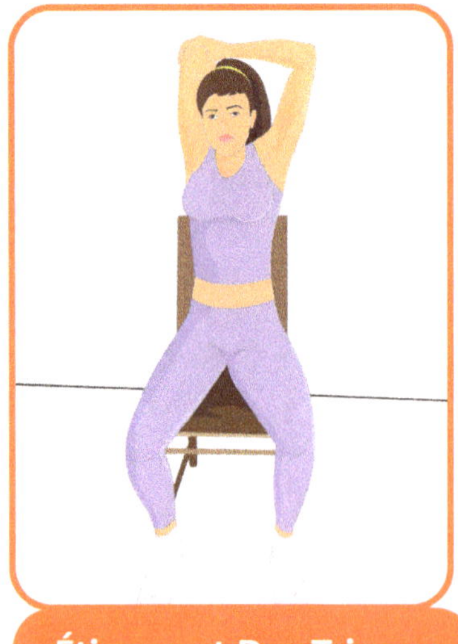

Étirement Des Triceps Sur Chaise

Page 07

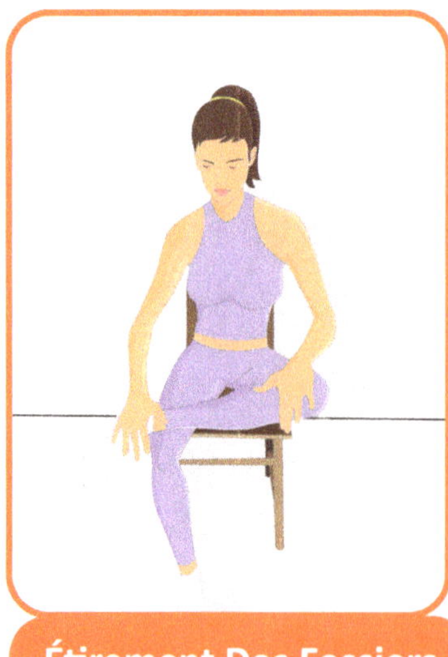

Étirement Des Fessiers Sur Chaise

Page 08

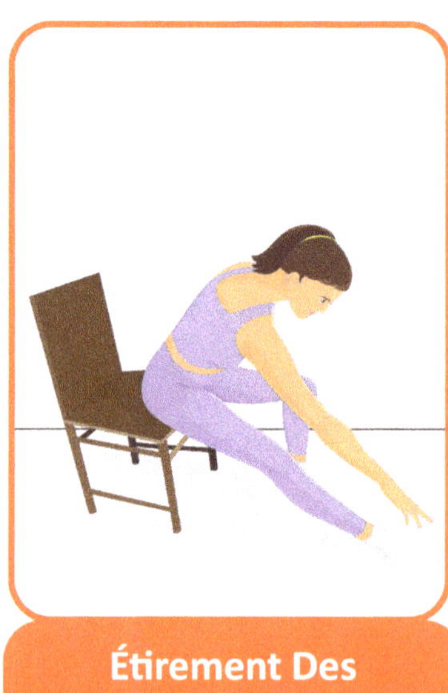

Étirement Des Mollets Sur Chaise

Page 09

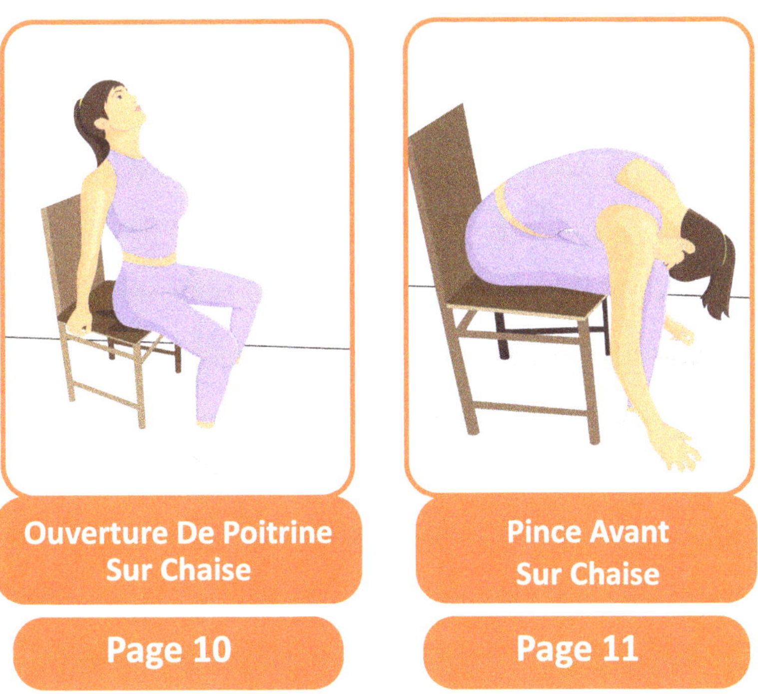

YOGA SUR CHAISE- RENFORCEMENT

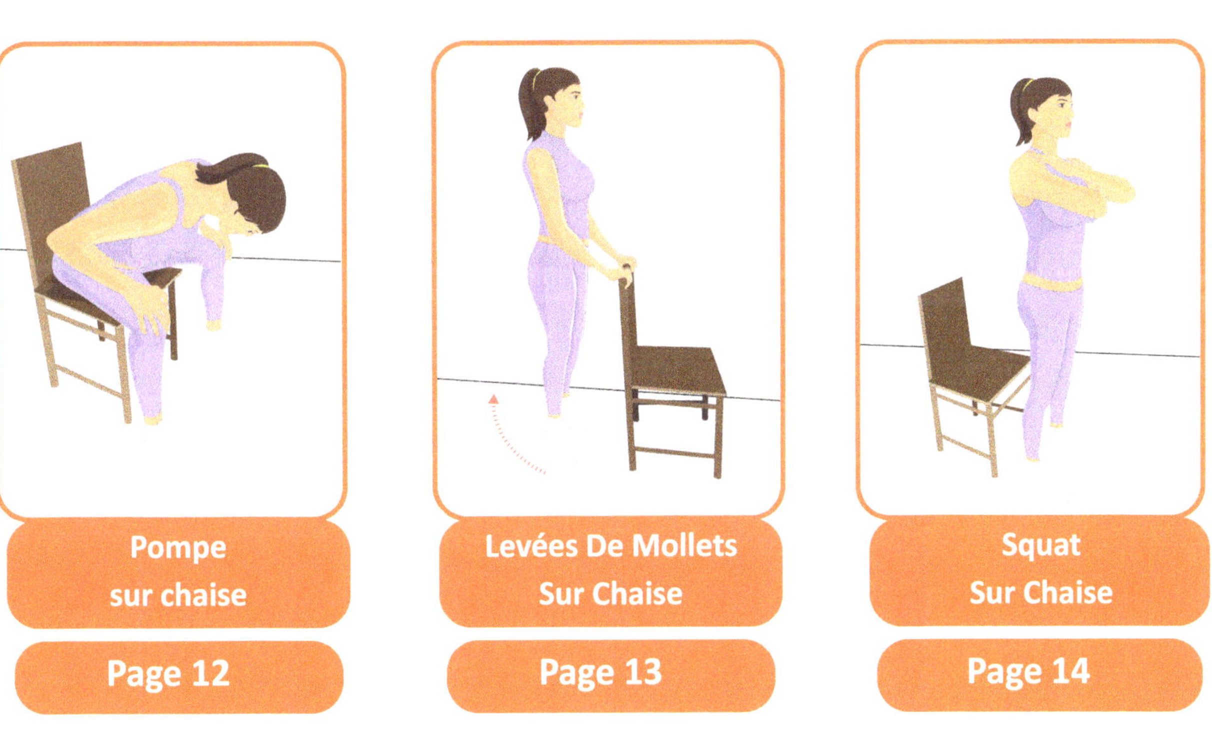

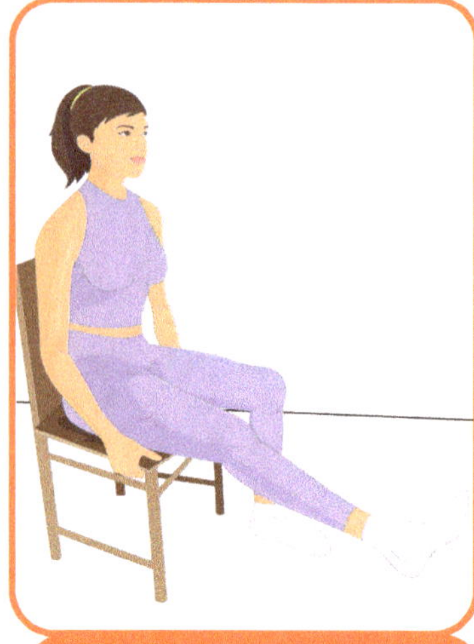

Extension Position Assise Sur Chaise

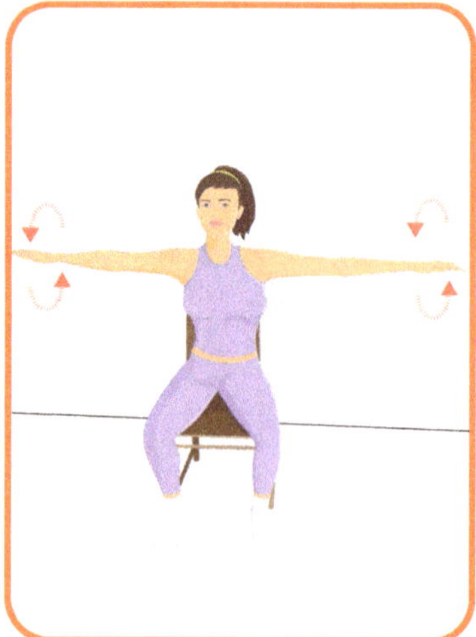

Rotation De Bras Sur Chaise

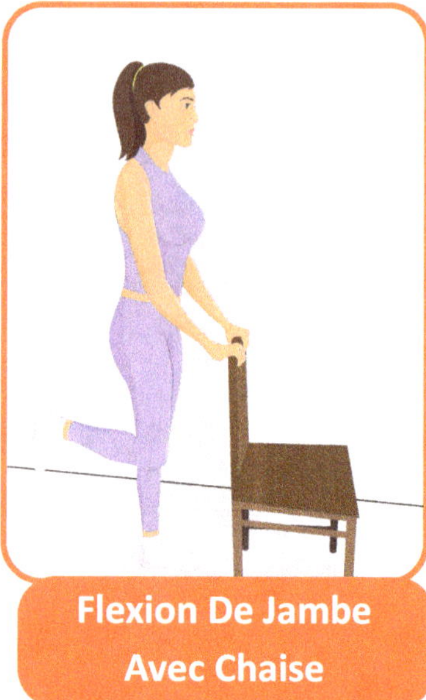

Flexion De Jambe Avec Chaise

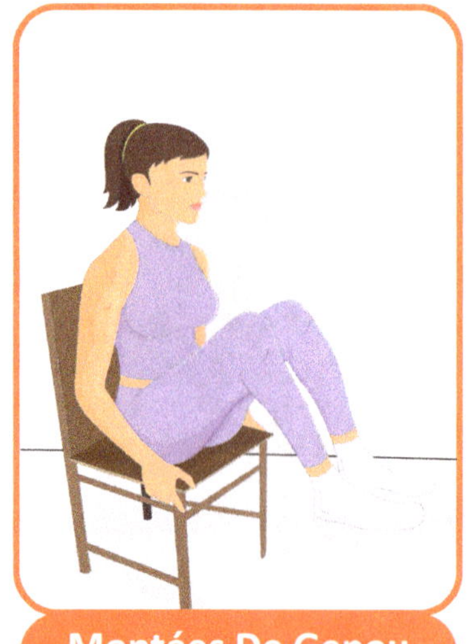

Montées De Genou Sur Chaise

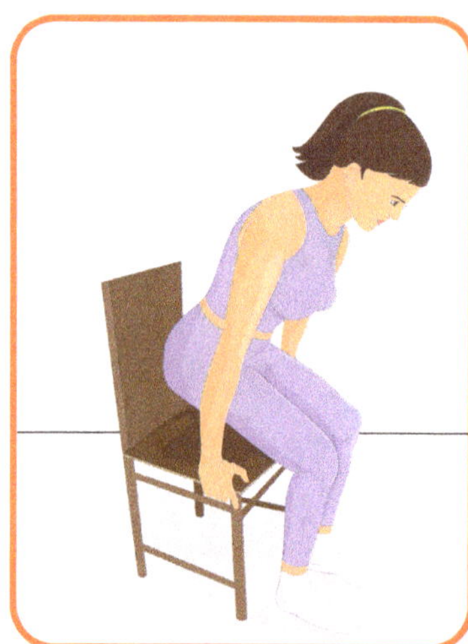

Levées De Hanches Sur Chaise

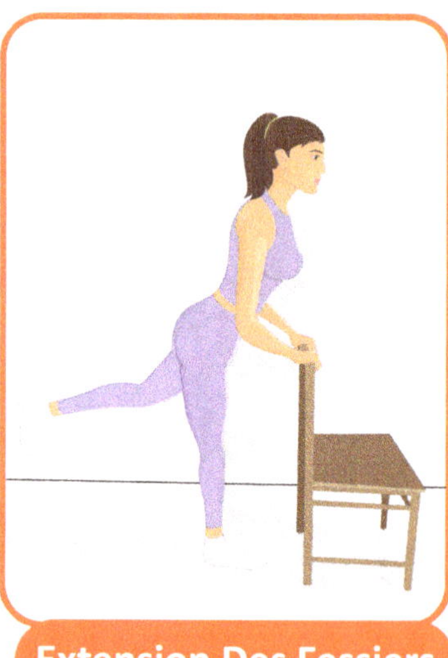

Extension Des Fessiers Sur Chaise

YOGA SUR CHAISE CARDIO

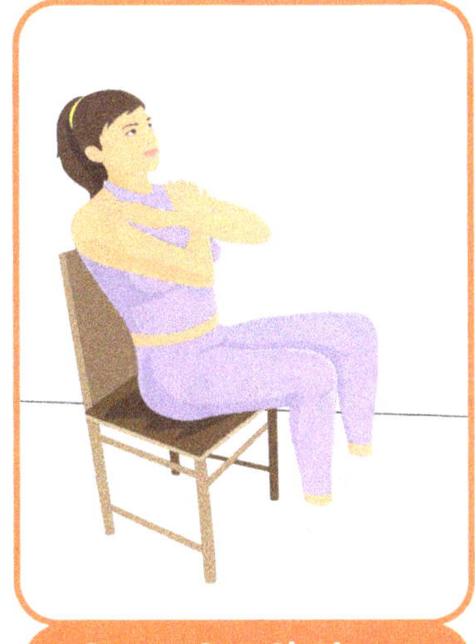

**Squat Sur Chaise +
Balancement**

Page 21

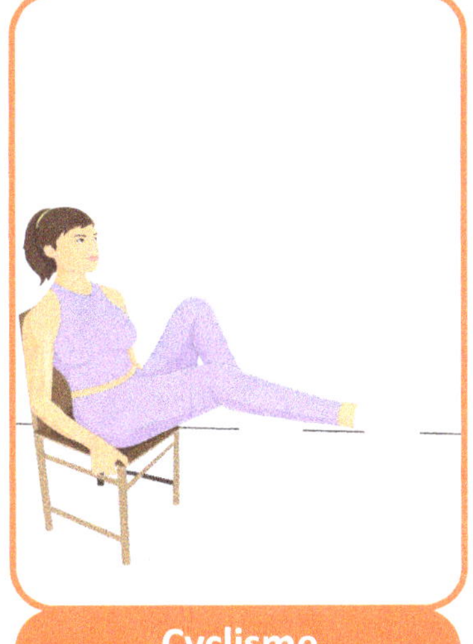

**Cyclisme
Sur Chaise**

Page 23

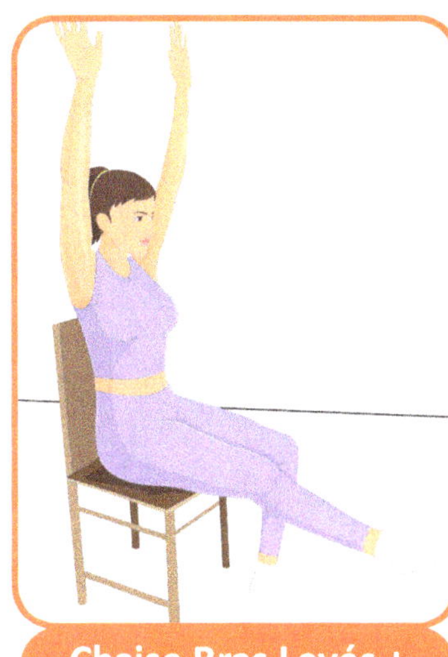

**Chaise Bras Levés +
Coup De Pied**

Page 24

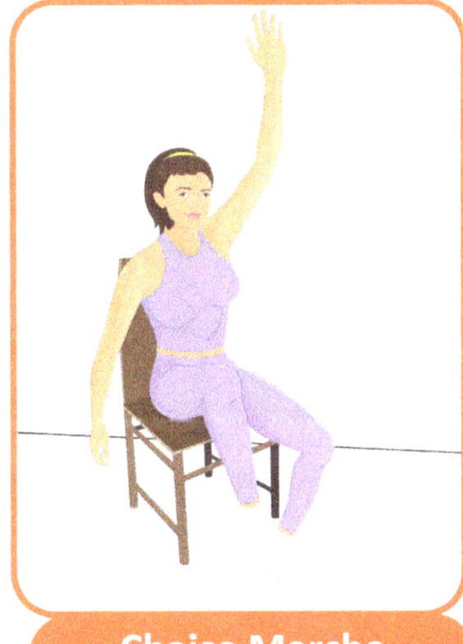

**Chaise Marche
Complète**

Page 25

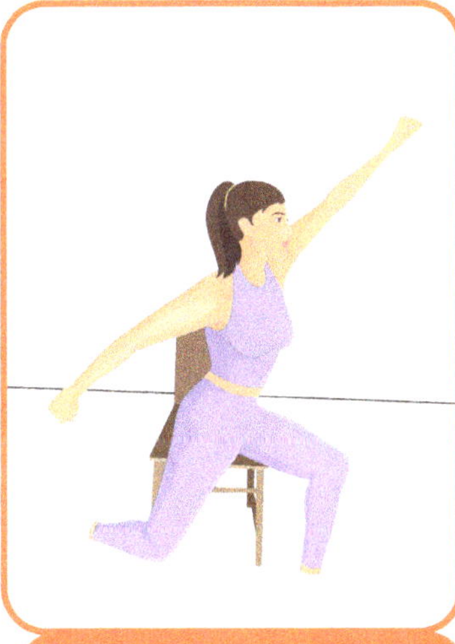

**Chaise Super-Héro
Twist**

Page 27

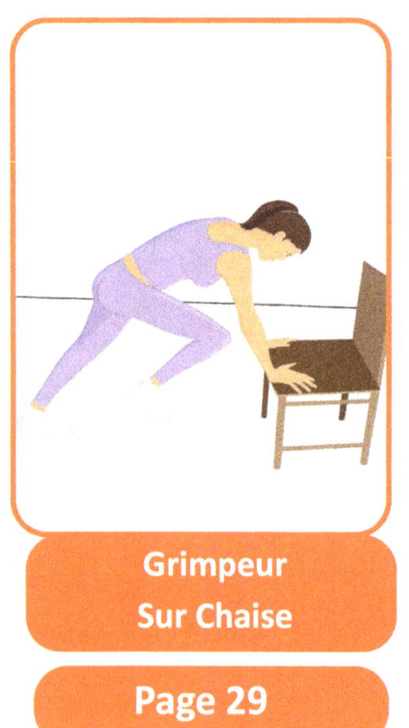

Grimpeur Sur Chaise

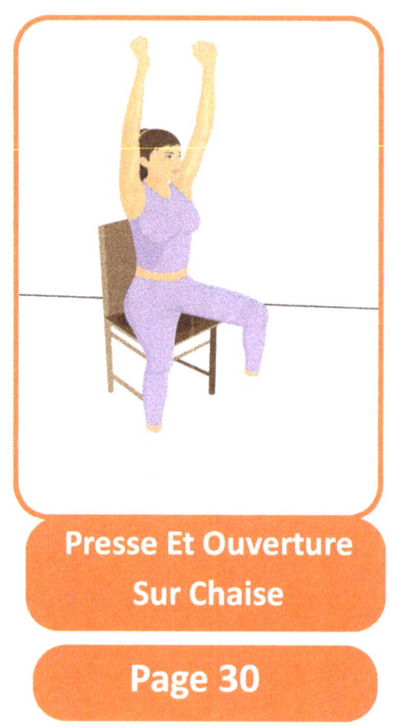

Presse Et Ouverture Sur Chaise

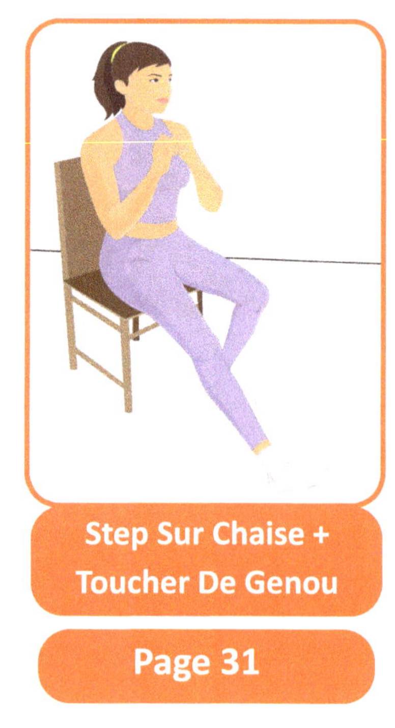

Step Sur Chaise + Toucher De Genou

Yoga sur Chaise
Pour Seniors
Plus de 60 ans

Devinez quoi ? Voici un cadeau pour vous 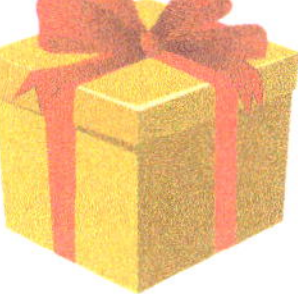

● -Un moyen spécial et direct de m'envoyer un message si tu as des questions ou si tu veux simplement me dire bonjour!

Tu n'aimes pas les textos ? Pas de problème !
Envoyez-moi un courriel à tout moment à
avfitness99coaching@gmail.com

Je suis là pour vous aider dans votre démarche de remise en forme !

INTRODUCTION

Le Yoga sur chaise est un livre d'entraînement incroyablement bénéfique, à la fois stimulant et efficace, dont le seul matériel nécessaire est une chaise. Cette pratique offre d'excellents résultats grâce à des exercices à faible impact, parfaits pour ceux qui cherchent à perdre du poids.

Ce livre vous guidera à travers un exceptionnel processus de perte de poids (gardez à l'esprit que la nutrition joue également un rôle), mais vous remarquerez également un gain de force et un meilleur niveau de forme physique. Les programmes d'entraînement structurés ont été soigneusement conçus, avec la promesse que si vous vous engagez pendant 28 jours, vous remarquerez des améliorations significatives qui changeront positivement votre vie quotidienne.

Je pense que le Yoga sur chaise va au-delà de l'amélioration de votre condition physique ; c'est aussi une invitation à adopter un mode de vie plus sain et dynamique.

Les principaux avantages du Yoga sur chaise sont :

Faible impact et excellents résultats

Le Yoga sur chaise est une véritable révolution ! Contrairement à de nombreuses autres pratiques réputées pour être très exigeantes pour le corps afin d'obtenir d'excellents résultats en matière de perte de poids, le Yoga sur chaise est unique en son genre. Il est doux mais extrêmement efficace, offrant des résultats incroyables. Le meilleur, c'est que plus vous vous investissez, plus vous en récoltez les fruits. Le Yoga sur chaise présente peu de risques de blessures ou de surentraînement tout en offrant de nombreux avantages en matière d'exercice. Mais voici la véritable magie : il améliore votre bien-être global grâce à sa grande variété de bienfaits.

Brûler des calories et perdre du poids

La croyance commune selon laquelle rester assis pendant de longues périodes est préjudiciable à votre santé est vraie, mais le Yoga sur chaise apporte un changement de paradigme. Que vous travailliez dans un bureau traditionnel de 9 à 17 heures, que vous travailliez depuis chez vous, ou que vous meniez un mode de vie actif, les entraînements variés de ce livre offrent une manière unique et efficace de brûler des calories et de perdre du poids. Pratiquer régulièrement ces exercices vous aidera à augmenter la quantité de calories brûlées, et les résultats concrets commenceront à se manifester dès lors que vous adopterez une routine régulière.

Améliorer la force

Ces exercices renforcent votre force et l'harmonie globale de votre corps en mettant l'accent sur un entraînement complet, entraînant des gains de force. Mieux encore, la plupart des séances d'entraînement utilisent uniquement le poids de votre corps, donc aucun équipement supplémentaire n'est nécessaire. Tout ce dont vous avez besoin, c'est de la volonté, d'une chaise, et de 15 minutes !

Améliorer la flexibilité

La majorité des exercices de ce livre encouragent l'étirement et l'activation de parties du corps jusqu'alors négligées, revitalisant et dynamisant l'ensemble de votre corps. Une flexibilité améliorée ne fait pas qu'accroître la condition physique, elle améliore également de manière significative votre vie quotidienne. Les transformations que vous avez expérimentées seront vraiment étonnantes, vous laissant avec une sensation de jeunesse, de vitalité et d'énergie comme jamais auparavant !

Augmenter votre sentiment de paix et réduire le stress

Cette forme d'exercice est vraiment bénéfique pour développer le calme intérieur et gérer le stress de manière plus efficace. Prenez votre temps pendant l'entraînement, évitez toute autre distraction. Cela augmentera l'efficacité de l'entraînement et favorisera un plus grand sentiment de calme et de bien-être en vous connectant plus profondément avec votre corps,vos émotions et votre environnement.

Améliorer la posture

En plus de la respiration insuffisante, des habitudes sédentaires et du manque de condition physique, une mauvaise posture est un problème courant chez de nombreuses personnes. Les exercices présentés ici aideront à améliorer votre posture en ouvrant votre corps et en renforçant les muscles sous-utilisés, tels que les muscles du dos et du des abdos . Vous pouvez vous attendre non seulement à une perte de poids, mais également à une amélioration significative de votre posture en 28 jours, à condition de rester régulier(e), bien sûr.

COMMENT LIRE LE LIVRE POUR OBTENIR LES MEILLEURS RÉSULTATS

Ce livre est structuré en deux parties principales : la première vous présente les exercices, tandis que la seconde vous explique le plan de 28 jours.

Dans la première partie, chaque exercice est expliqué en détail avec une description qui vous montre comment effectuer le mouvement de manière claire et efficace. De plus, vous trouverez des photos d'une personne réalisant les exercices afin de vous aider à comprendre et maîtriser leur exécution. Les exercices sont nombreux et sont répartis en 3 sections : Étirements de yoga sur chaise, renforcement de yoga sur chaise et yoga cardio sur chaise. Le nombre de répétitions à effectuer pour chaque exercice n'est pas mentionné dans la description, il sera précisé dans le plan de 28 jours.

Dans la deuxième partie, vous découvrirez le chapitre intitulé 'Plan de 28 jours'. Il vous sera très utile car il détaille les exercices à faire quotidiennement et indique le nombre de répétitions à effectuer. C'est un plan de 28 jours, chaque jour est analysé et préparé pour vous fournir les meilleurs résultats. Par conséquent, si vous voulez réussir, atteindre vos objectifs et perdre du poids avec des exercices à faible impact, il est nécessaire de suivre le plan, de ne pas sauter de jours, et de profiter du processus.

Profitez du livre!

ÉTIREMENTS DE YOGA SUR CHAISE

TORSION SUR CHAISE

Cet exercice est utile pour maintenir votre colonne vertébrale mobile et souple.

Comment procéder:

1. Asseyez-vous confortablement sur une chaise avec le dos droit. À partir de là, tournez votre dos vers le côté gauche. Placez votre main droite sur le côté gauche de la chaise. Placez votre main gauche sur le dossier de la chaise, comme indiqué.

2. Maintenez cette position pendant 2 secondes tout en respirant pleinement - expirez plus longtemps que vous n'inspirez.

3. Ensuite, revenez à la position de départ et répétez de l'autre côté.

4. Répétez pour le nombre total de répétitions mentionné.

Note:

Assurez-vous de ne pas contracter vos épaules ou le haut de votre dos, mais faites de votre mieux pour garder vos muscles détendus. Cela contribuera à l'efficacité de l'exercice.

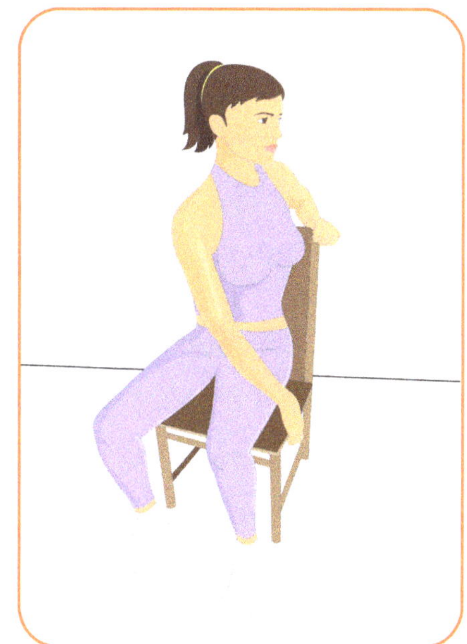

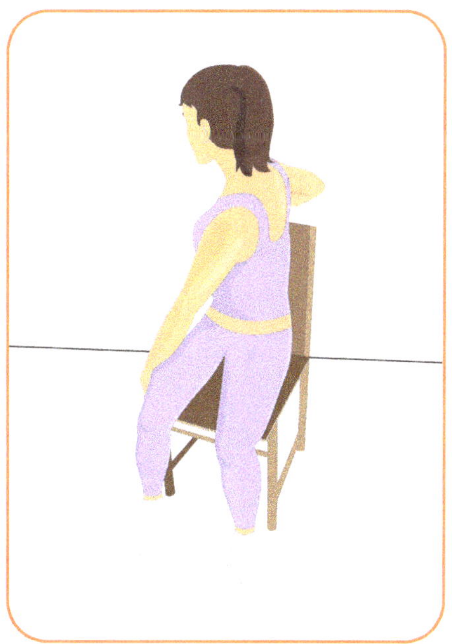

OUVERTURE LATÉRALE SUR CHAISE

Exercice excellent pour travailler vos obliques, aider à tonifier et étirer le côté de vos abdominaux.

Comment procéder:

1. Asseyez-vous avec vos jambes écartées, le bras gauche sur votre estomac et le bras droit tendu au-dessus de votre tête.

2. Ensuite, penchez-vous vers le côté gauche autant que vous vous sentez à l'aise. Expirez pendant ce mouvement.

3. Maintenez la position pendant 1 seconde, revenez à la position de départ, puis répétez de l'autre côté.

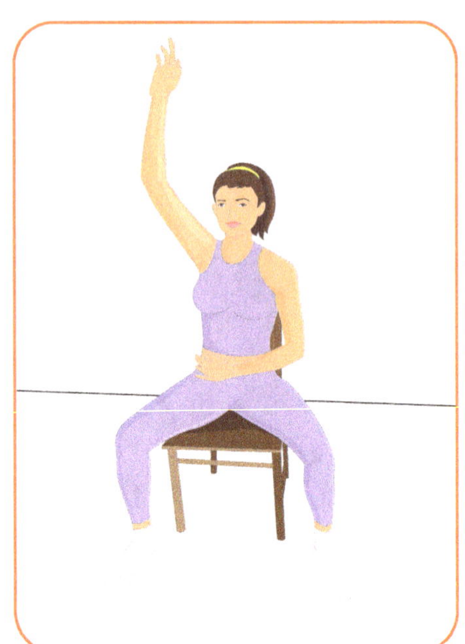

Note:

Au début, il est normale de constater une amplitude limitée. Avec la pratique, vous gagnerez en flexibilité et obtiendrez des abdominaux latéraux plus forts et plus toniques.

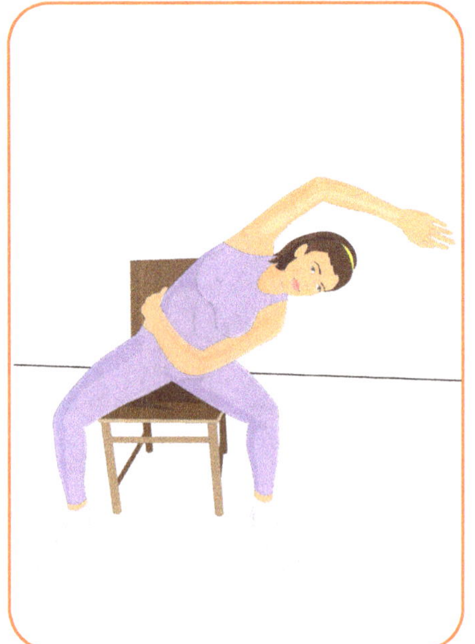

ÉTIREMENT DU DOS AVEC LA CHAISE

Cet exercice est excellent pour étirer la colonne vertébrale, améliorer la posture et prévenir les blessures et les problèmes de dos.

Comment procéder:

1. Tenez-vous debout devant une chaise, à environ deux à trois pieds d'elle, en fonction de votre taille.

2. Placez vos mains sur le dossier et penchez-vous vers l'avant en pliant au niveau des hanches. Votre dos sera étiré.

3. Maintenez la position pendant le nombre secondes mentionné.

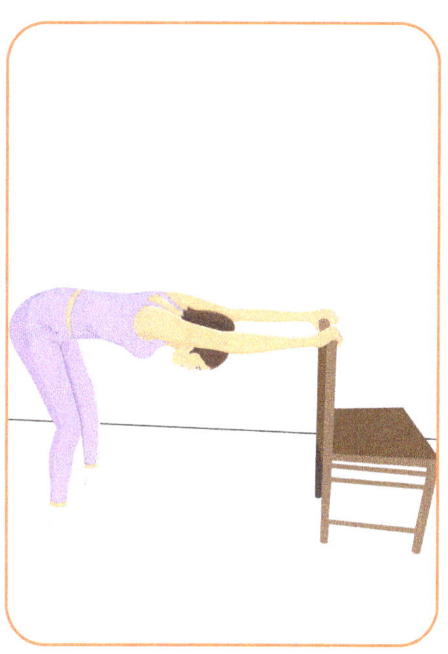

Note:

N'hésitez pas à plier légèrement les genoux tout en maintenant la position. Cela réduira la tension à l'arrière de vos jambes, mettant davantage l'accent sur l'étirement de votre dos.

ÉTIREMENT DES TRICEPS SUR CHAISE

Un étirement simple pour vos bras. C'est simple et efficace... Essayez, vous verrez !

Comment procéder:

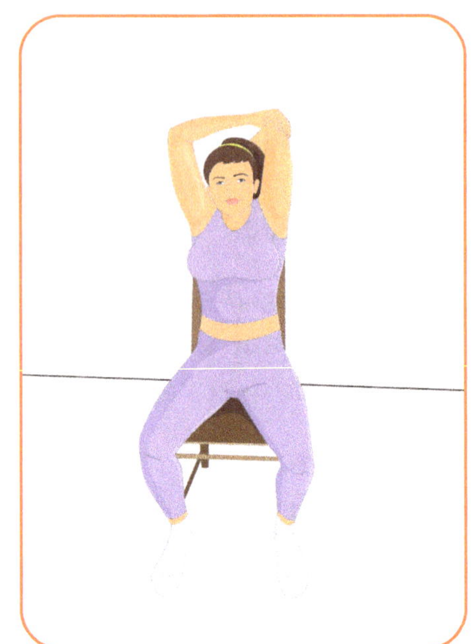

1. Asseyez-vous confortablement sur une chaise et portez votre bras gauche au-dessus de votre tête, tout en pliant le coude.

2. Ensuite, utilisez votre bras droit pour pousser doucement votre coude gauche vers la droite, et vous commencerez à sentir l'étirement à l'arrière de votre bras gauche. N'oubliez pas de respirer pendant ce mouvement.

3. Maintenez la position pendant le nombre de secondes mentionné, puis répétez avec l'autre bras.

Note:

Gardez votre cou et vos épaules détendues. Il peut arriver que vous les souleviez instinctivement. Restez attentif à cela.

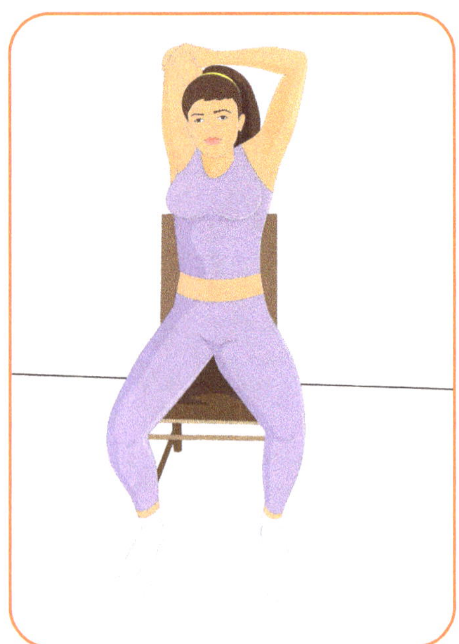

ÉTIREMENT DES FESSIERS SUR CHAISE

Un exercice fantastique pour étirer vos fessiers et l'extérieur de vos cuisses. Excellent pour améliorer la mobilité de vos hanches également.

Comment procéder:

1. Asseyez-vous confortablement sur une chaise, placez votre cheville gauche sur votre cuisse droite. Poussez doucement votre genou gauche vers le sol avec votre main gauche.

2. Maintenir l'étirement pendant le nombre de seconde mentionné.

3. Ensuite, répétez de l'autre côté.

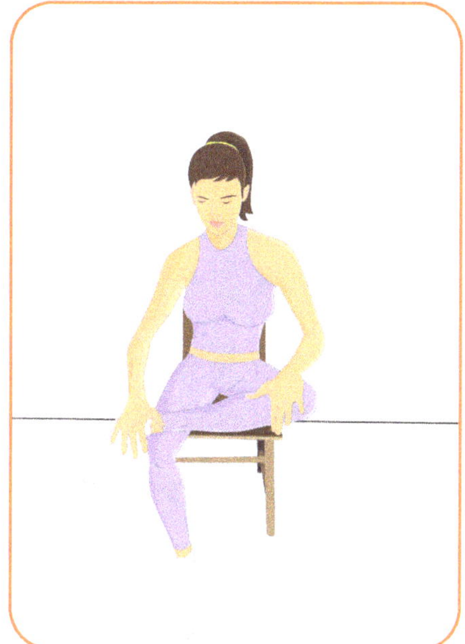

Note:

Assurez-vous de maintenir une posture droite pour optimiser l'efficacité de l'étirement des fessiers.

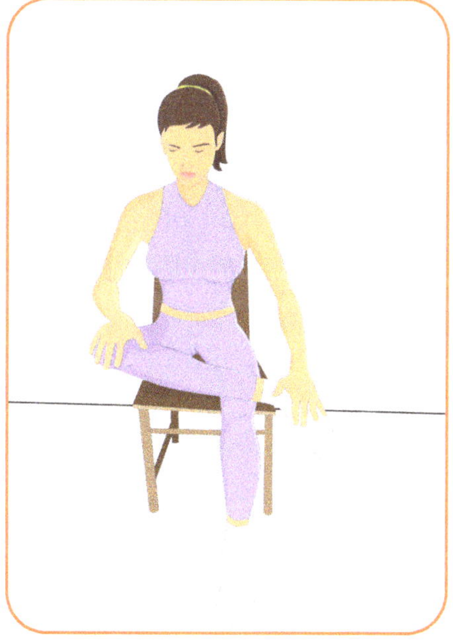

ÉTIREMENT DES MOLLETS SUR CHAISE

Un excellent exercice pour étirer l'arrière de votre jambe inférieure, un côté à la fois.

Comment procéder:

1. Asseyez-vous au bord de la chaise et tendez votre jambe gauche.

2. Penchez-vous en avant pour toucher vos orteils avec votre main gauche. Vous ressentirez un étirement à l'arrière de la jambe. Continuez à respirer lentement et de manière contrôlée pendant l'étirement.

3. Maintenez la position pendant le nombre de seconde mentionné. Ensuite, répétez de l'autre côté.

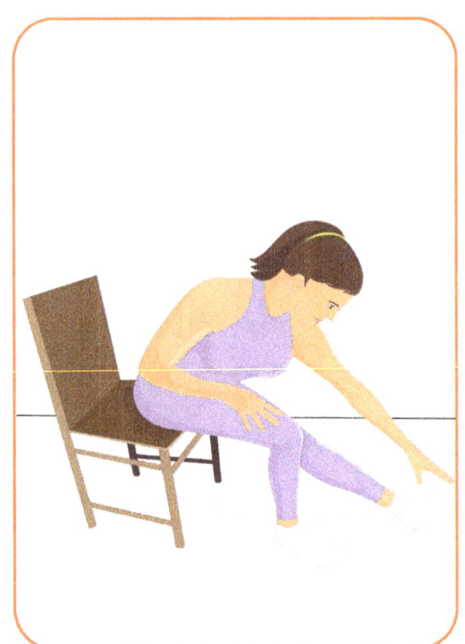

Note:

Une légère flexion du genou est acceptable, mais pour un étirement plus profond, essayez de le maintenir droit autant que possible.

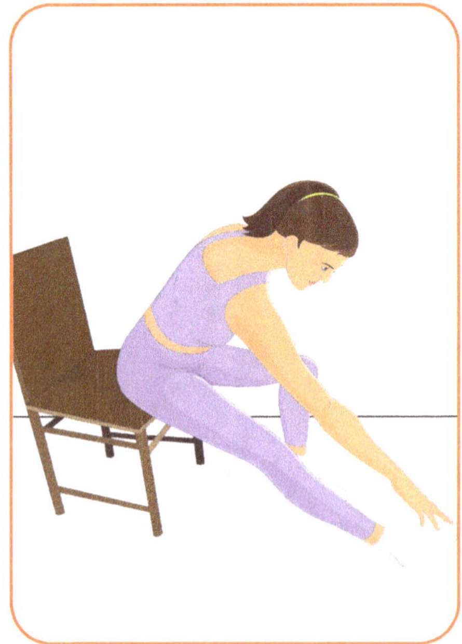

OUVERTURE DE POITRINE
SUR CHAISE

Excellent étirement pour ouvrir votre poitrine et relâcher les tensions de la partie supérieure de votre corps.

Comment procéder:

1. Asseyez-vous en laissant un peu d'espace entre votre dos et le dossier. Placez vos mains derrière vous sur la chaise.

2. Ensuite, ouvrez votre poitrine et relevez le menton. Concentrez-vous sur l'étirement sur le côté de votre poitrine.

3. Maintenez la position pendant le nombre de seconde mentionné.

Note:

Cet étirement est très efficace pour soulager rapidement les tensions de la partie supérieure du corps. Assurez-vous de continuer à respirer tout au long et évitez de retenir votre souffle.

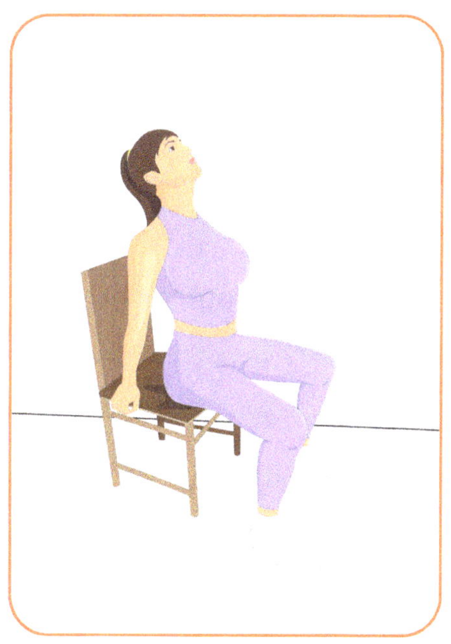

PINCE AVANT SUR CHAISE

Cet exercice est excellent pour étirer le bas de votre dos et réduire la tension dans cette zone.

Comment procéder:

1. Asseyez-vous confortablement avec vos pieds écartés à la largeur des épaules et vos bras sur le côté, comme montré.

2. Pliez lentement votre dos vers l'avant jusqu'à ce que votre poitrine touche vos cuisses, gardez votre menton rentré.

3. Ensuite, remontez lentement à la position de départ.

4. Répétez pour le nombre spécifié de répétitions.

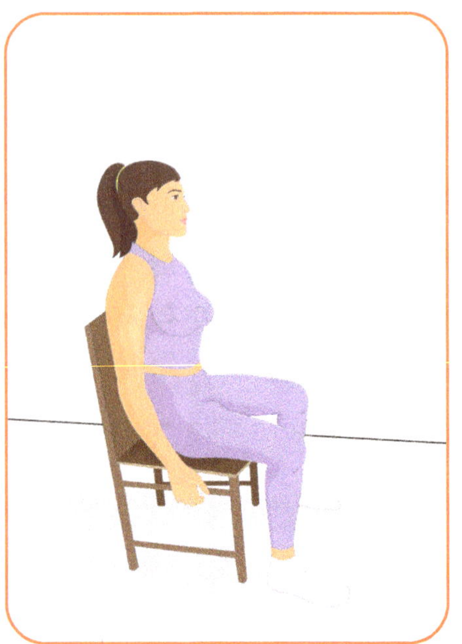

Note:

Je recommande d'effectuer cet exercice lentement et avec contrôle, surtout si vous êtes débutants. Bouger trop rapidement peut être plus nuisible que bénéfique.

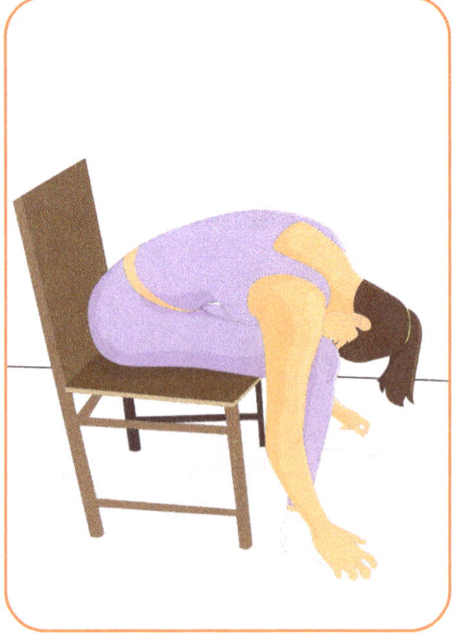

YOGA SUR CHAISE- RENFORCEMENT

POMPE SUR CHAISE

Un exercice simple mais très efficace pour renforcer vos bras, épaules et poitrine, tout en améliorant votre conscience corporelle.

Comment procéder:

1. Asseyez-vous sur une chaise avec les pieds légèrement plus écartés que la largeur des épaules et les mains sur vos cuisses. Gardez le dos droit.

2. Ensuite, penchez-vous en avant en pliant au niveau des hanches jusqu'à ce que votre poitrine touche presque vos cuisses.

3. Expirez en revenant à la position de départ, et répétez pour le nombre spécifié de répétitions.

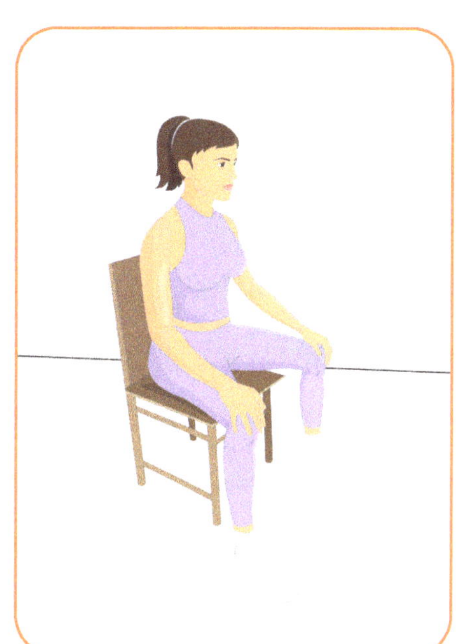

Note:

C'est une version simplifiée des pompes. Si vous trouvez cela difficile, limitez votre amplitude de mouvement à un niveau confortable mais toujours stimulant. Assurez-vous de ne pas tendre votre tronc, car cela rendrait l'exercice plus difficile à exécuter. Vous pouvez éviter cela grâce à une respiration contrôlée et constante, plutôt que de la retenir.

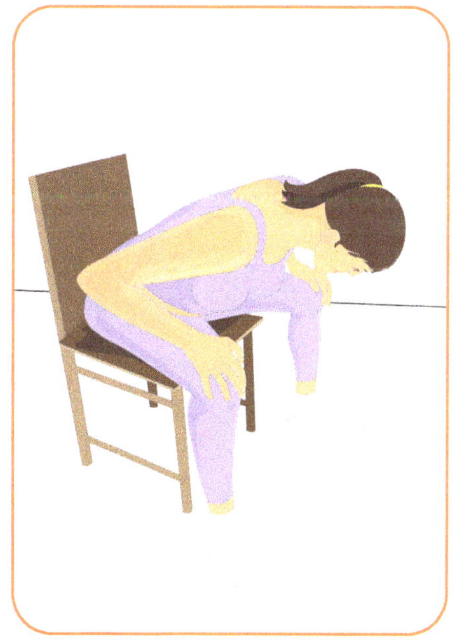

LEVÉES DE MOLLETS SUR CHAISE

Un excellent exercice pour renforcer les muscles de vos pieds, chevilles et mollets.

Comment procéder:

1. Tenez-vous devant le dossier d'une chaise avec vos mains dessus. Les pieds légèrement plus proches que la largeur des épaules.

2. Soulevez vos talons aussi haut que possible tout en gardant votre corps droit. Maintenez cette position pendant une seconde.

3. Ensuite, revenez à la position de départ et répétez pour le nombre spécifié de répétitions.

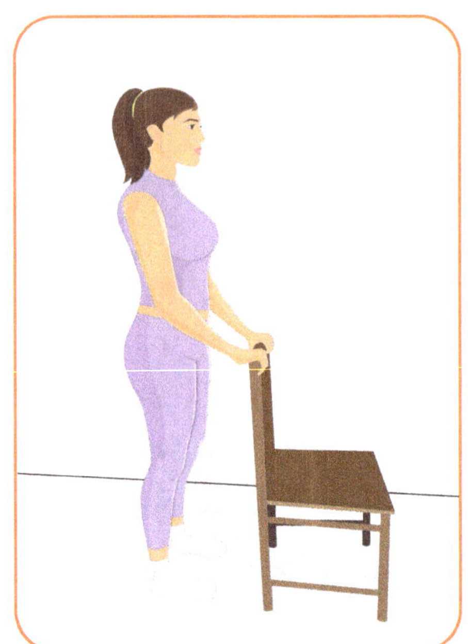

Note:

Pour augmenter la difficulté, utilisez moins de soutien de la chaise, permettant à vos pieds de supporter davantage votre poids corporel pendant l'exercice.

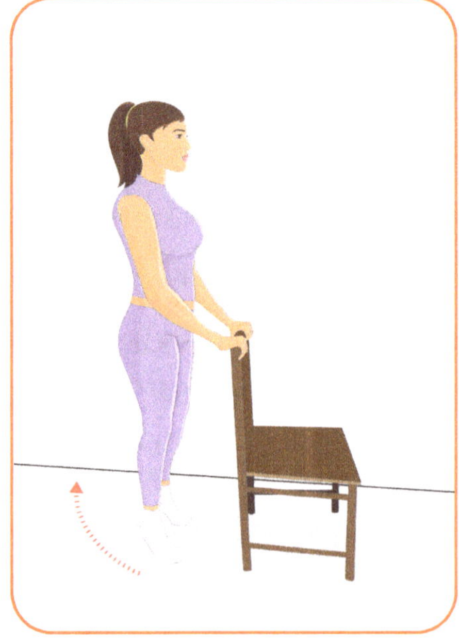

SQUAT SUR CHAISE

Excellent exercice composé qui cible tous les muscles de vos jambes tout en augmentant te rythme cardiaque.

Comment procéder:

1. Asseyez-vous confortablement sur une chaise avec les pieds à la largeur des épaules, le dos droit et les mains sur l'épaule opposée, comme indiqué sur les images.

2. Ensuite, soulevez-vous en poussant vos pieds contre le sol.

3. Puis, revenez à la position de départ et répétez pour le nombre de répétitions mentionné.

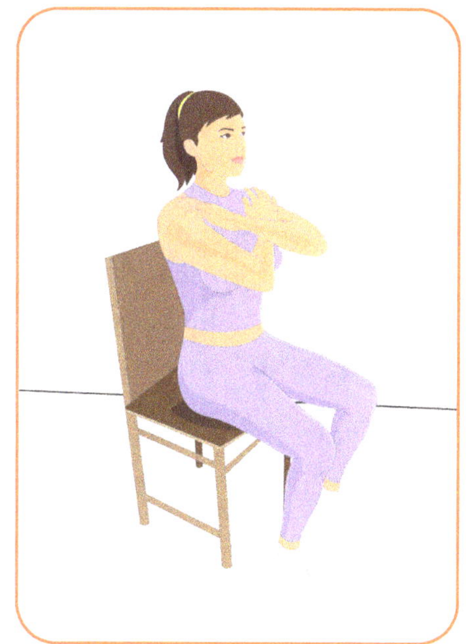

Note:

Si vous trouvez cet exercice trop difficile, vous pouvez utiliser vos mains sur la chaise pour vous aider à vous lever.

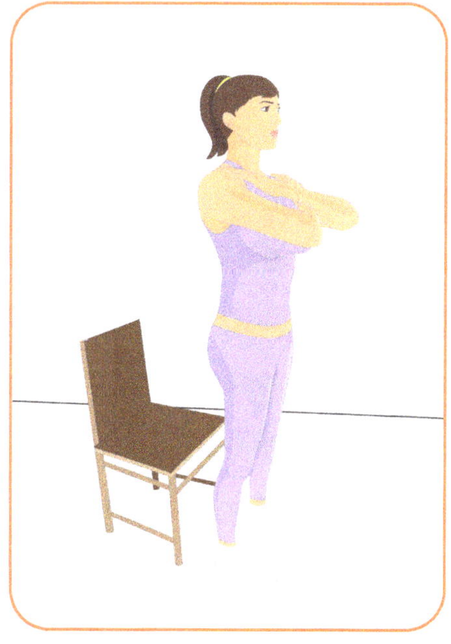

EXTENSION POSITION ASSISE SUR CHAISE

Cet exercice vise à renforcer les quadriceps et à maintenir des genoux en bonne santé.

Comment procéder:

1. Asseyez-vous confortablement sur une chaise avec le dos droit. Tenez les côtés de la chaise avec vos mains, comme montré dans la première image.

2. Tendez une jambe tout en maintenant les deux cuisses sur la chaise et le pied opposé sur le sol.

3. Ensuite, revenez à la position de départ et répétez pour le nombre de répétitions mentionné.

4. Enfin, répétez de l'autre côté.

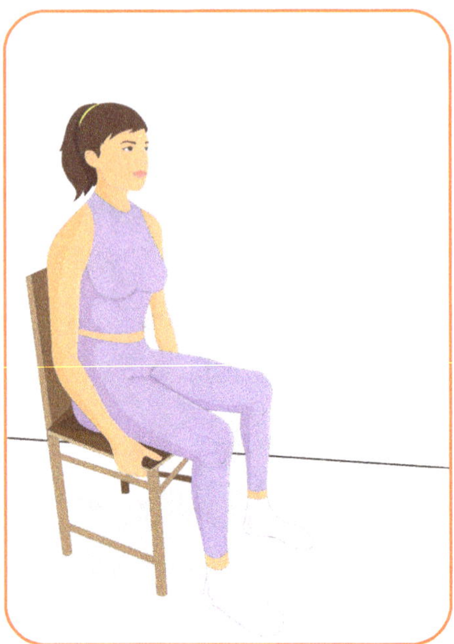

Note:

Levez votre jambe plus rapidement à la montée qu'à la descente. Si c'est trop facile, ajoutez du poids à votre pied.

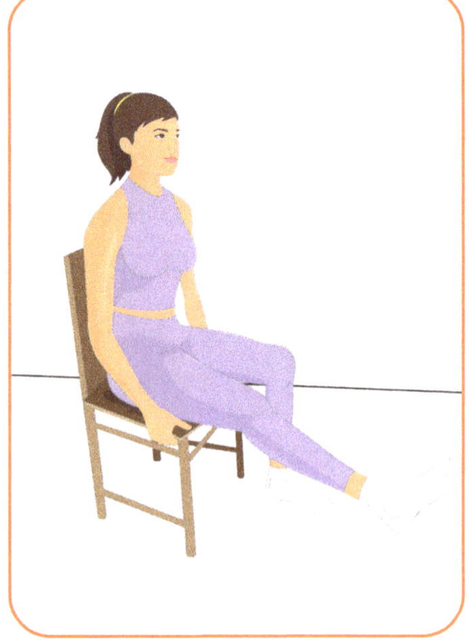

ROTATION DE BRAS SUR CHAISE

La rotation de bras sur chaise est un exercice merveilleux qui renforce les bras et les épaules.

Comment procéder:

1. Adoptez une position assise confortable sur une chaise, en veillant à ce que votre colonne vertébrale soit droite et alignée.

2. Ensuite, tendez vos bras sur les côtés, comme si vous vouliez former une croix.

3. Effectuez une rotation des deux bras dans le sens des aiguilles d'une montre, créant ainsi des cercles dessinés avec les mains.

4. Répétez pour le nombre spécifié de répétitions, puis répétez dans le sens inverse des aiguilles d'une montre.

Note:

Pour rendre l'exercice plus difficile, déplacez-vous lentement, car cela vous demande de solliciter vos bras pendant une période prolongée. Il est donc conseillé de ne pas précipiter le mouvement pour en tirer pleinement les bénéfices.

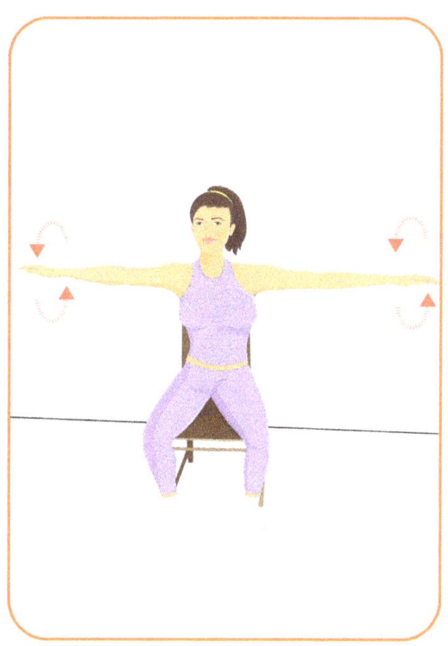

FLEXION DE JAMBE AVEC CHAISE

Cet exercice est conçu pour améliorer l'équilibre, renforcer les ischio-jambiers et maintenir la santé de vos genoux.

Comment procéder:

1. Tenez-vous droit en vous tenant au dossier d'une chaise placée devant vous.

2. Soulevez votre talon et maintenez cette position pendant 1 seconde tout en respirant pleinement, en veillant à avoir des expirations plus longues que les inspirations.

3. Ensuite, revenez à la position de départ et répétez pour le nombre spécifié de répétitions.

4. Enfin, répétez de l'autre côté.

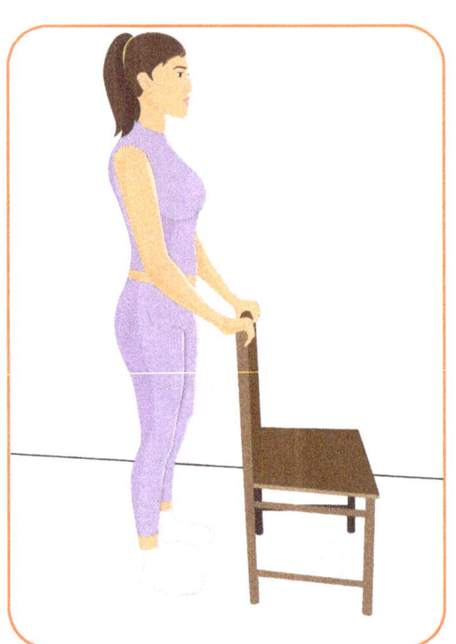

Note:

Assurez-vous de ne pas contracter vos épaules ou le haut de votre dos, mais faites de votre mieux pour maintenir vos muscles détendus. C'est un exercice relativement facile qui peut être réalisé avec succès même par les débutants.

Pour rendre l'exercice plus difficile, augmentez l'amplitude en visant à toucher votre fesse avec votre talon.

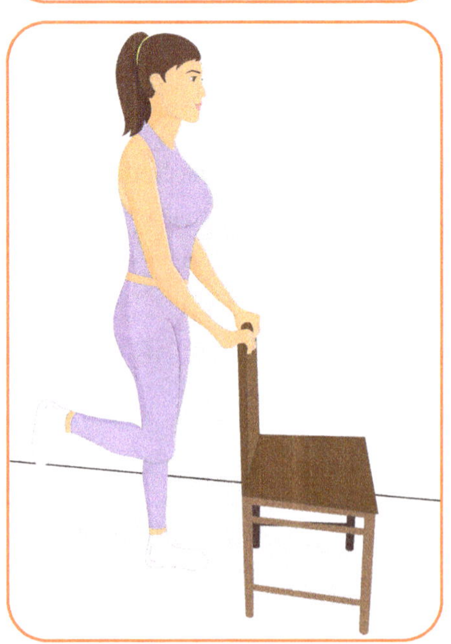

MONTÉES DE GENOU SUR CHAISE

Exercice très efficace pour renforcer votre noyau et améliorer votre flexibilité.

Comment procéder:

1. Asseyez-vous confortablement sur une chaise avec le dos droit. Tenez les côtés de la chaise avec vos mains.

2. Levez les deux genoux en contractant vos muscles abdominaux, en maintenant une colonne vertébrale droite et en agrippant les côtés de la chaise avec vos mains.

3. Ensuite, revenez à la position de départ et répétez le mouvement pour le nombre de répétitions mentionné.

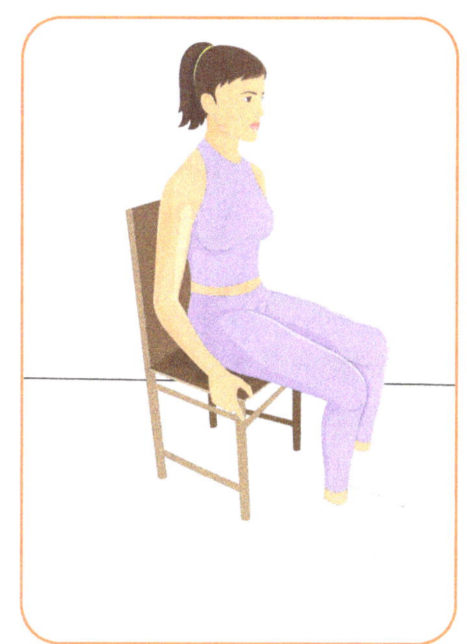

Note:

N'oubliez pas d'inspirer lorsque vous soulevez vos genoux et d'expirer lorsque vous les descendez. Plus vous effectuez lentement la phase de descente, plus cela devient difficile.

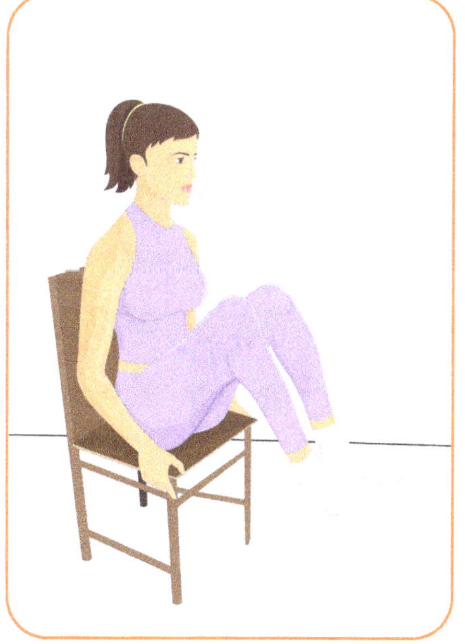

LEVÉES DE HANCHE SUR CHAISE

Cet exercice est excellent pour renforcer vos bras et votre noyau.

Comment procéder:

1. Asseyez-vous confortablement sur une chaise avec le dos droit. Tenez les côtés de la chaise avec vos mains.

2. Tendez complètement vos bras, et vos fessiers et hanches se lèveront naturellement. Maintenez cette position pendant le nombre de secondes mentionné tout en respirant pleinement, en expirant plus longtemps que vous n'inspirez.

3. Gardez la position pendant le nombre de secondes mentionné.

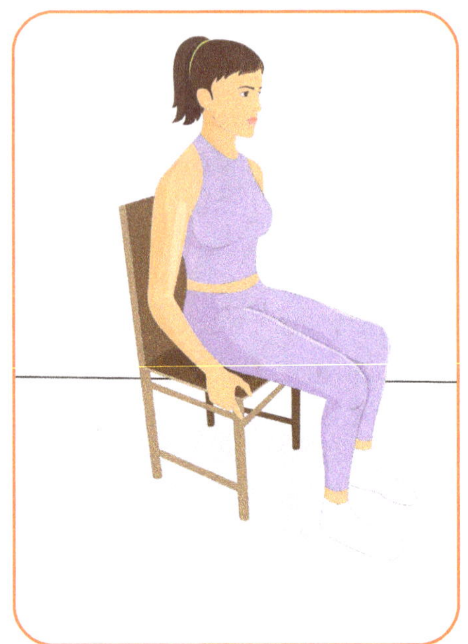

Note:

Bien que cela puisse sembler simple, maintenir cette position peut être assez difficile, surtout pour les débutants. Concentrez-vous sur votre respiration pour la rendre plus gérable. Vous remarquerez que vos bras et épaules font la majeure partie du travail, en plus de solliciter vos muscles abdominaux.

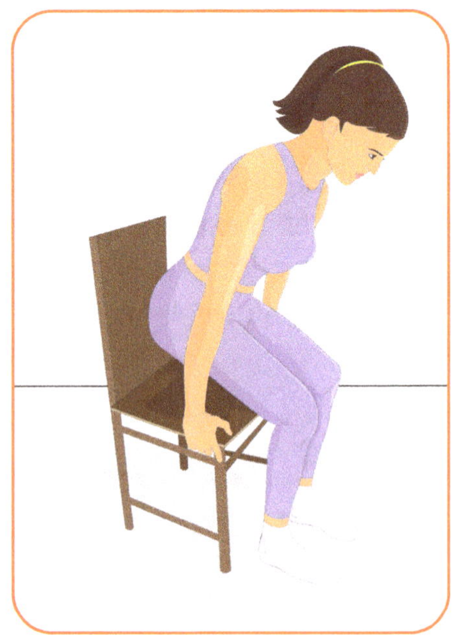

EXTENSION DES FESSIERS SUR CHAISE

Cet exercice est parfait pour tonifier et renforcer vos fessiers.

Comment procéder:

1. Tenez-vous droit en prenant appui sur le dossier d'une chaise placée devant vous.

2. Soulevez votre talon et tendez votre jambe derrière vous, maintenez cette position pendant 2 secondes tout en respirant pleinement, en expirant pendant l'extension de la jambe.

3. Ensuite, revenez à la position de départ et répétez pour le nombre de répétitions mentionné.

4. Enfin, effectuez le mouvement avec l'autre côté.

Note:

Fais attention à ne pas contracter vos épaules ou le haut de votre dos ; visez à maintenir ces muscles détendus. Concentrez-vous sur l'activation de vos fessiers lorsque vous soulevez votre jambe, cela maximisera les avantages de l'exercice.

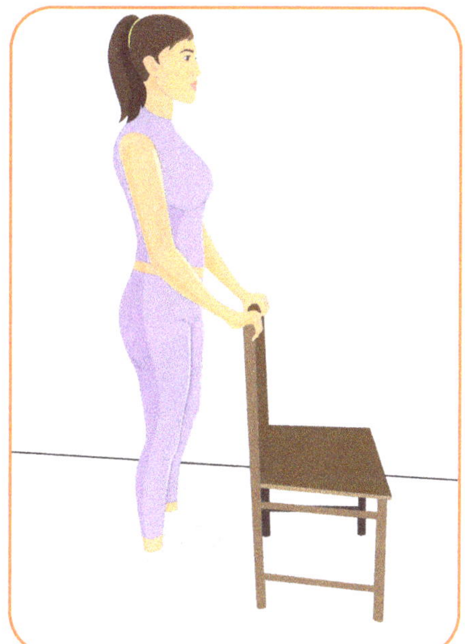

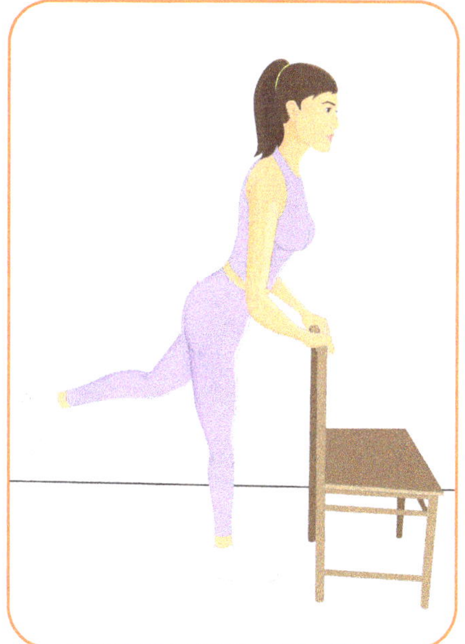

YOGA SUR CHAISE CARDIO

SQUAT SUR CHAISE + BALANCEMENT

Il renforce vos jambes tout en augmentent votre rythme cardiaque et votre condition physique générale à travers un exercice amusant et dynamique.

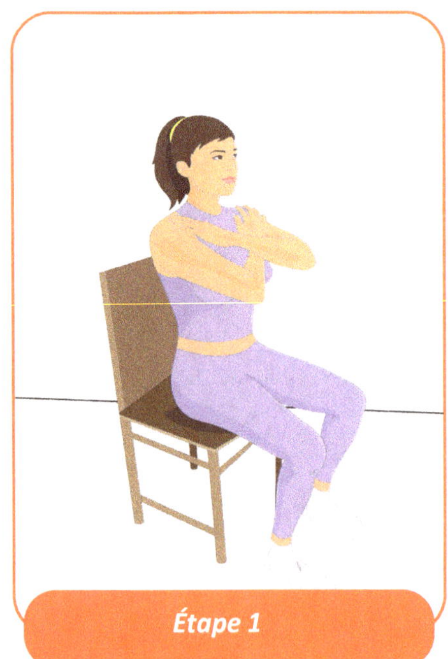

Étape 1

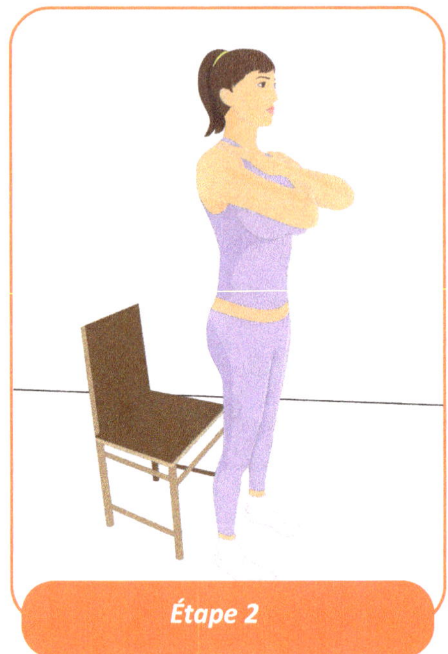

Étape 2

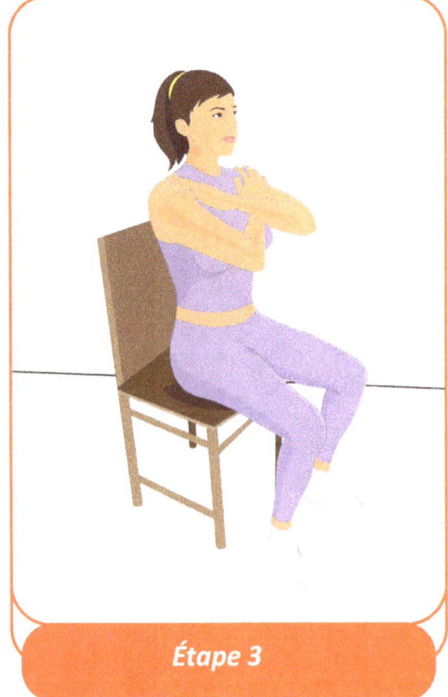

Étape 3

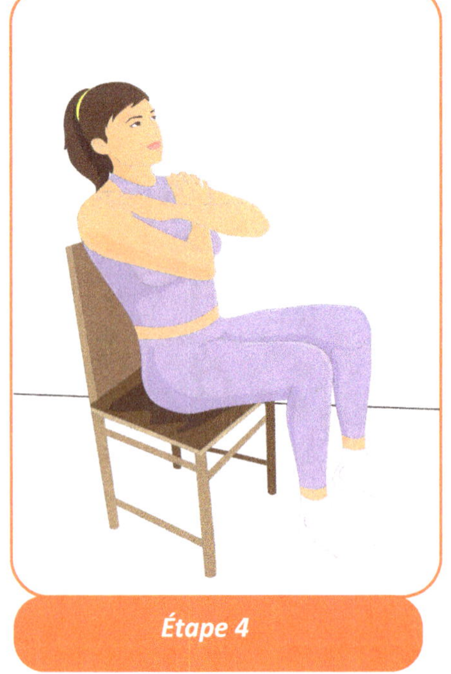

Étape 4

Comment procéder :

1. Asseyez-vous sur une chaise avec le dos droit, les pieds légèrement plus écartés que la largeur des épaules et les mains sur les épaules opposées, les bras croisés et parallèles au sol, comme indiqué sur l'image.

2. Ensuite, soulevez-vous en utilisant vos jambes.

3. Puis, revenez à la position initiale. Lorsque vous vous asseyez, soulevez vos genoux et utilisez l'élan pour vous lever dès que vos pieds touchent le sol.

4. Répétez pour le nombre de répétitions mentionné.

Note :

Cet exercice est l'un des plus dynamiques de ce programme. Pas de soucis si vous vous sentez fatigué(e) après seulement quelques répétitions ; c'est tout à fait normal (en fait, c'est bénéfique pour votre progression !)

CYCLISME SUR CHAISE

C'est un excellent exercice qui non seulement vous aide à brûler des calories, mais tonifie également doucement vos abdominaux.

Comment procéder:

1. Asseyez-vous au bord de la chaise avec vos mains agrippées, comme indiqué. Soulevez vos jambes, en gardant une jambe presque droite et l'autre pliée au niveau du genou. Assurez-vous que les deux jambes sont en l'air, comme le montre la première image.

2. Ensuite, "pédalez" simplement de manière à ce que la jambe tendue devienne pliée, et vice versa.

3. Répétez pendant le nombre de secondes mentionné.

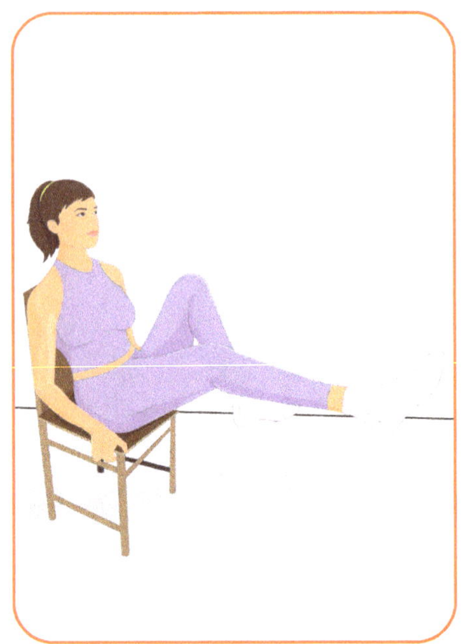

Note:

Je recommande de pencher légèrement votre torse en arrière pour améliorer votre équilibre et solliciter plus efficacement vos abdominaux.

Si vous avez des questions ou des doutes concernant l'exécution de cet exercice (ou d'autres) ou tout autre doute lié à l'entraînement, n'hésitez pas à m'envoyer un e-mail à chairyogafreecall@gmail.com

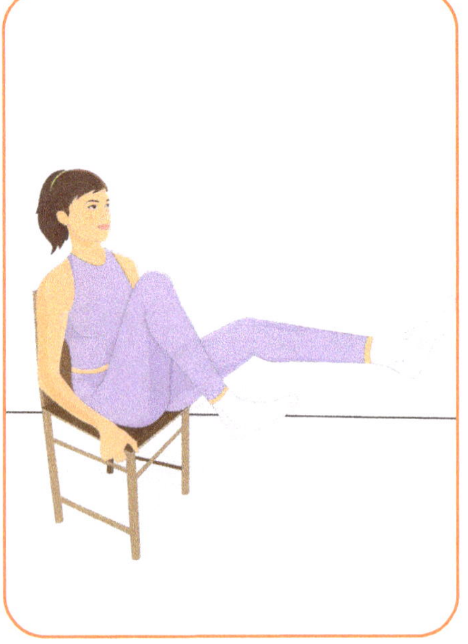

CHAISE BRAS LEVÉS + COUP DE PIED

Des exercices fantastiques qui allient flexibilité et perte de poids dans un mouvement simple.

Comment procéder:

1. Asseyez-vous sur une chaise avec le dos droit et les bras tendus au-dessus de la tête.

2. En maintenant cette position, tendez la jambe gauche vers l'avant.

3. Ensuite, revenez à la position de départ et tendez la jambe droite.

4. Répétez la séquence pendant le nombre de secondes mentionné.

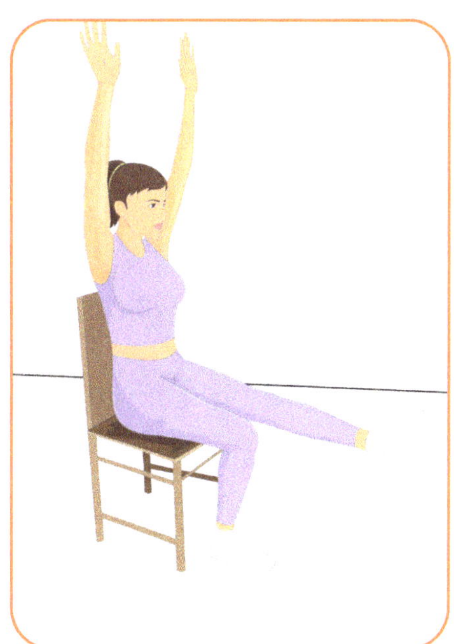

Note:

Plus vous bougez vos jambes rapidement, plus cela sera efficace pour augmenter votre rythme cardiaque et donc brûler des calories.

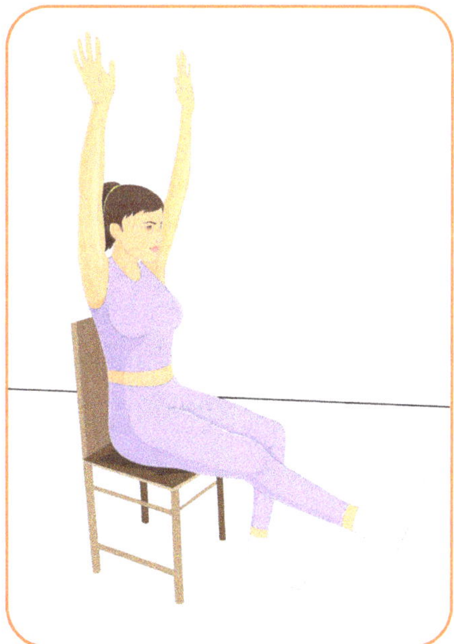

CHAISE MARCHE COMPLÈTE

Un exercice complet facile et efficace pour brûler des calories tout en restant assis.

Comment procéder:

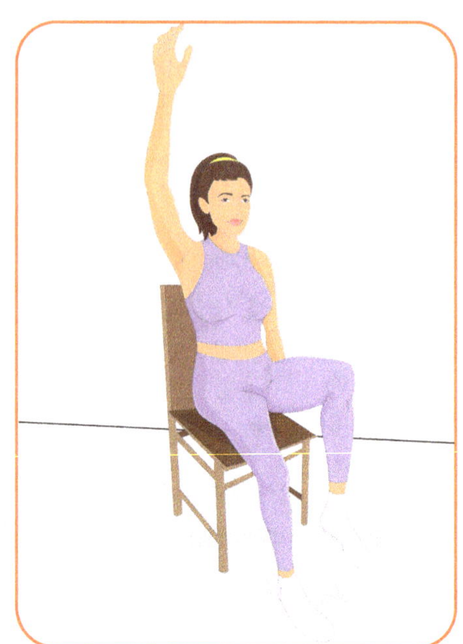

1. Asseyez-vous sur une chaise avec le dos droit (sans vous appuyer sur le dossier de la chaise) et gardez vos pieds à la largeur des épaules.

2. Ensuite, levez votre bras droit tendu au-dessus de la tête, en même temps que votre genou gauche.

3. Puis, revenez à la position de départ et répétez de l'autre côté - en levant le bras gauche et le genou droit, comme indiqué sur la deuxième image.

4. Répétez la séquence pendant le nombre de secondes spécifié.

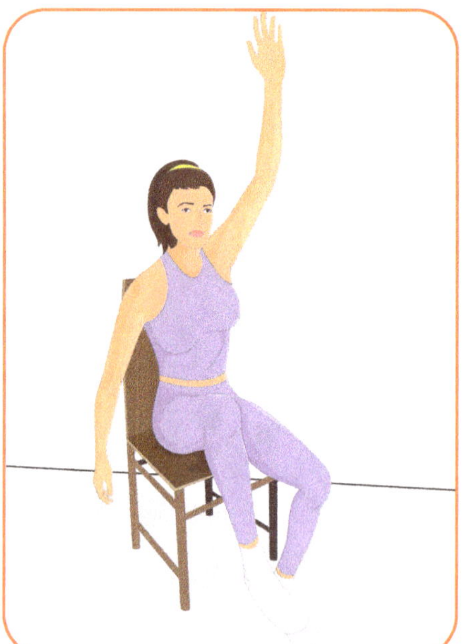

Note:

Pour votre première tentative, je recommande de pratiquer le mouvement lentement et avec contrôle pour le faire correctement. Ensuite, essayez de le réaliser aussi rapidement que possible pour maximiser la perte de poids.

Si vous avez des questions ou des doutes concernant l'exécution de cet exercice (ou d'autres) ou tout autre doute lié à l'entraînement, n'hésitez pas à m'envoyer un e-mail à chairyogafreecall@gmail.com

CHAISE SUPER-HÉRO TWIST

Un exercice cardio qui améliorera également la mobilité de vos hanches et votre coordination.

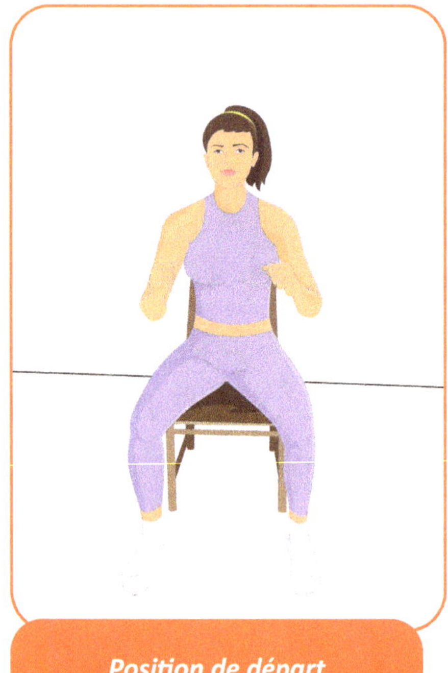

Position de départ

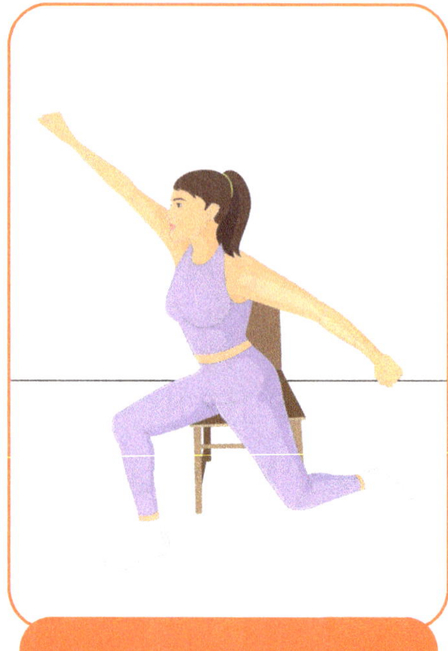

Tournez vers le côté droit

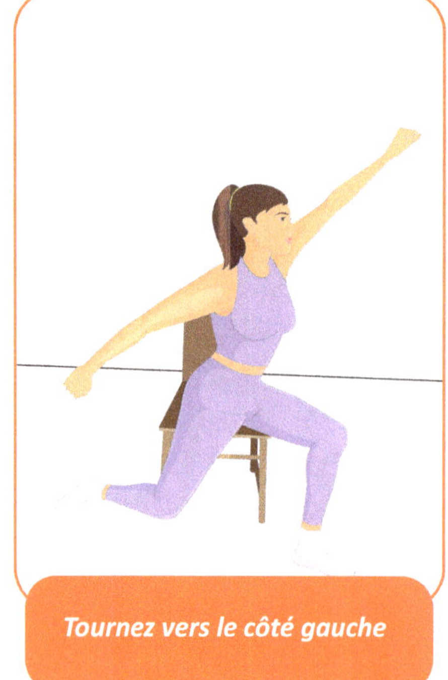

Tournez vers le côté gauche

Comment procéder:

1. Commencez par vous asseoir sur une chaise avec le dos droit, vos mains positionnées devant vos épaules (avec les coudes pliés) et vos pieds à la largeur des épaules.

2. Ensuite, tournez votre dos dans la direction d'un côté et tendez simultanément le bras de ce côté, en le gardant droit. Vous pouvez vous référer à une image pour une compréhension plus claire.

3. Ensuite, revenez à la position de départ et répétez de l'autre côté.

4. Répétez toute la séquence pendant le nombre de secondes mentionnées.

Note:

Ma suggestion est de commencer par vous concentrer sur la maîtrise de la technique. Une fois que vous l'avez bien comprise, portez votre attention sur la vitesse d'exécution, aussi rapide que possible.

GRIMPEUR SUR CHAISE

L'un des exercices les plus difficiles, excellent pour la perte de poids, le renforcement des jambes et le renforcement des abdominaux.

Comment procéder:

1. Commencez en positionnant vos mains sur la chaise et en penchant votre corps vers l'avant. Imaginez que vous êtes en position de pompes avec vos mains sur la chaise.

2. Ensuite, soulevez un genou vers votre poitrine.

3. Puis, revenez à la position de départ et soulevez l'autre genou - essayez d'effectuer ce mouvement rapidement.

4. Répétez la séquence pendant le nombre de secondes mentionné.

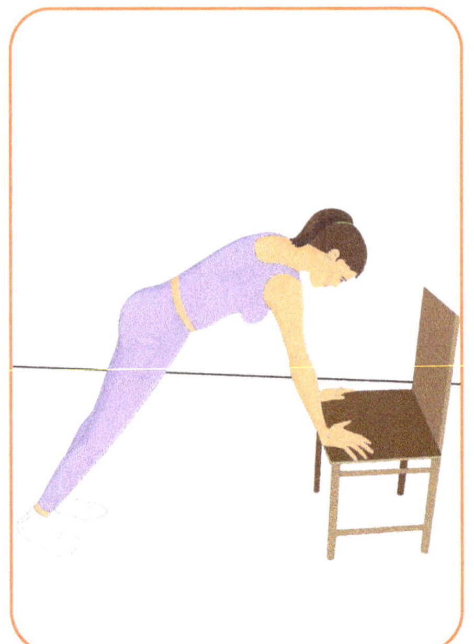

Note:

Assurez-vous de bien tenir la chaise avec vos mains ; de cette manière, vos bras bénéficieront également de l'exercice. Lors de votre première tentative, vous pouvez inclure une courte pause à chaque retour à la position de départ. Au fil du temps, l'objectif est que cela ressemble à un mouvement presque continu de course sur place.

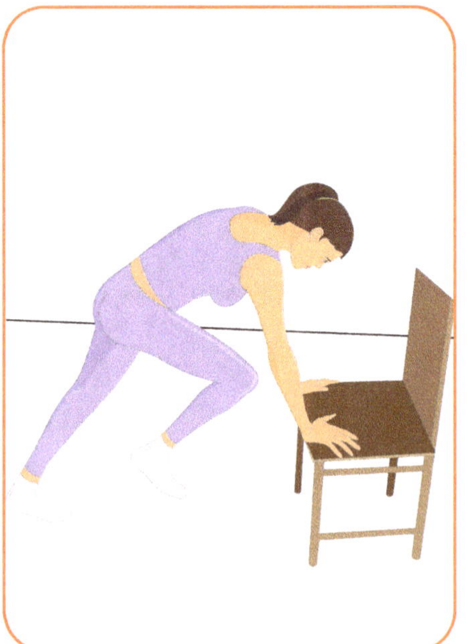

PRESSE ET OUVERTURE SUR CHAISE

Ceci est un exercice simple mais efficace qui intègre à la fois des mouvements du bas du corps et du haut du corps, améliorant ainsi la coordination.

Comment procéder:

1. Asseyez-vous sur une chaise avec le dos droit, les pieds écartés et les mains devant les épaules, comme sur la première image.

2. Ensuite, écartez simultanément vos jambes et levez vos poings droit au-dessus de votre tête.

3. Revenez à la position de départ et répétez pour le nombre de répétitions mentionné.

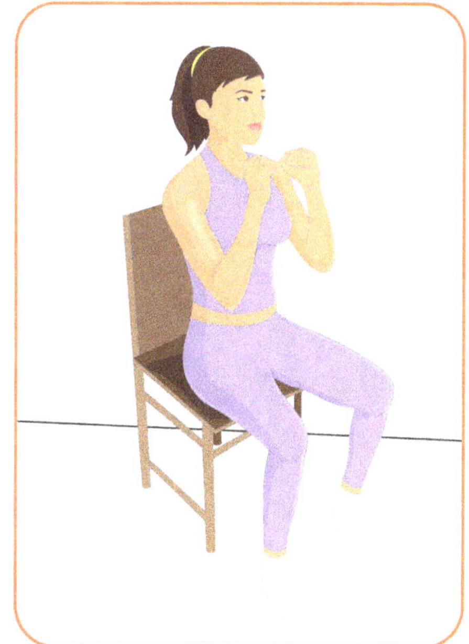

Note:

Commencez avec une amplitude de mouvement limitée si vous avez actuellement une mobilité limitée des hanches. Essayer d'ouvrir vos jambes trop rapidement pendant l'exercice pourrait entraîner des gênes inutiles au niveau des hanches.

Au lieu de cela, si le mouvement vous semble trop facile, augmentez la vitesse d'exécution.

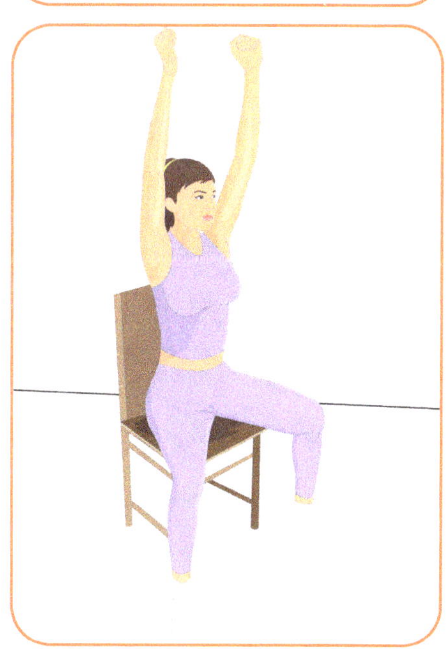

STEP SUR CHAISE + TOUCHER DE GENOU

Cet exercice est une combinaison efficace pour travailler vos jambes et votre noyau, en aidant à cibler votre estomac et à brûler des calories supplémentaires.

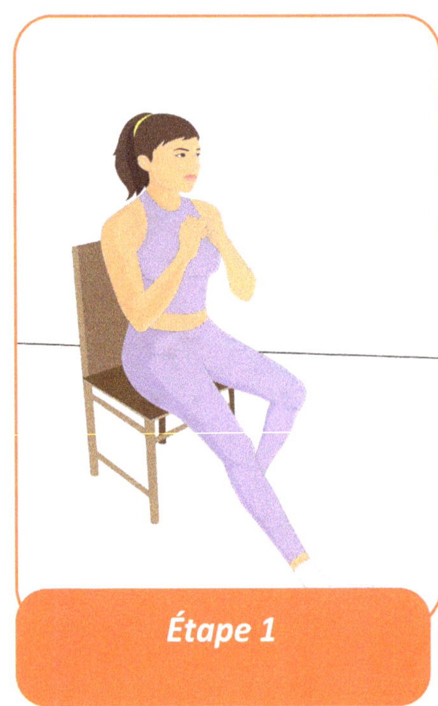

Étape 1

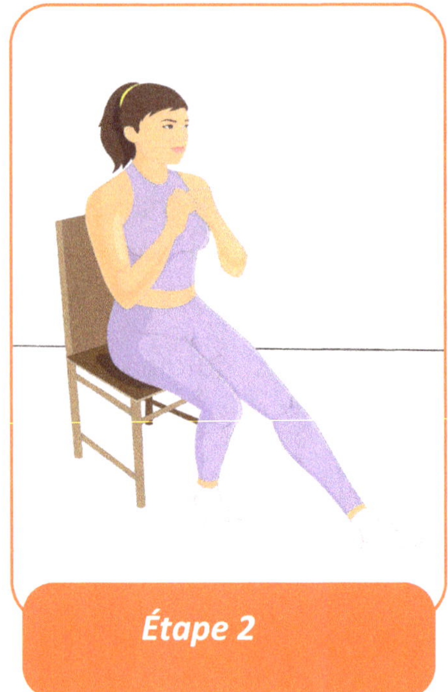

Étape 2

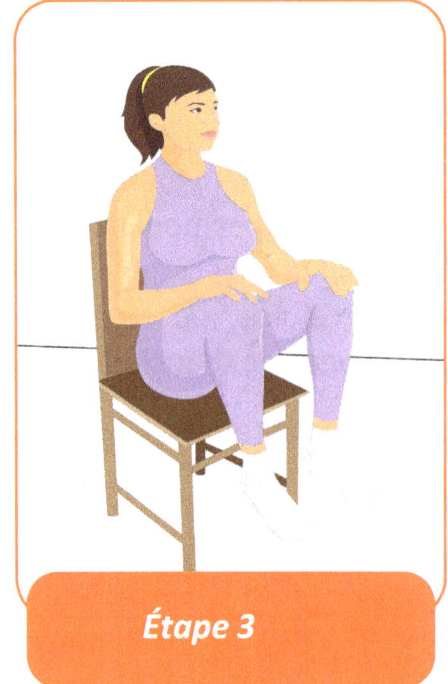

Étape 3

Comment procéder:

1. Asseyez-vous sur une chaise avec le dos droit, en maintenant vos mains devant votre poitrine.

2. Tendez votre jambe droite devant vous tout en gardant votre talon droit au sol.

3. Ensuite, revenez à la position initiale et répétez de l'autre côté.

4. Enfin, retournez à la position de départ et soulevez les deux jambes du sol (en gardant les genoux pliés) pour toucher vos genoux avec vos mains.

5. Répétez toute la séquence pendant le nombre de secondes mentionné.

Note:

Merveilleux exercice qui demande une excellente combinaison de coordination, d'agilité et de force du noyau... Je suis sûr que vous transpirez en le faisant ! Je vous mets au défi de le faire de plus en plus rapidement à chaque fois que vous le réalisez !

PLAN DE 28 JOURS

Vous pouvez perdre du poids de manière efficace en faisant simplement 15 à 20 minutes d'exercice par jour avec ce Plan de 28 jours.

La routine présentée ici a été prouvée pour renforcer vos muscles, vous faire sentir mieux et brûler des calories. Si vous associez ces exercices à une alimentation saine et à un repos suffisant (le sommeil est crucial pour de nombreuses raisons, et la recomposition corporelle en fait partie !), les résultats arriveront plus vite que vous ne le pensez.

Si vous avez des questions ou des doutes concernant le plan d'entraînement ou tout autre doute lié à l'entraînement, n'hésitez pas à m'envoyer un e-mail à chairyogafreecall@gmail.com

Note : Pour chaque jour, j'écrirai "À effectuer x fois". Cela signifie que vous répéterez l'ensemble de la séquence de l'exercice mentionné pendant cette période de temps (Une fois que vous avez terminé le dernier exercice, n'hésitez pas à prendre une pause de 5 à 10 secondes avant de recommencer la séquence).

COMMENT LIRE CHAQUE EXERCICE DU PLAN DE 28 JOURS

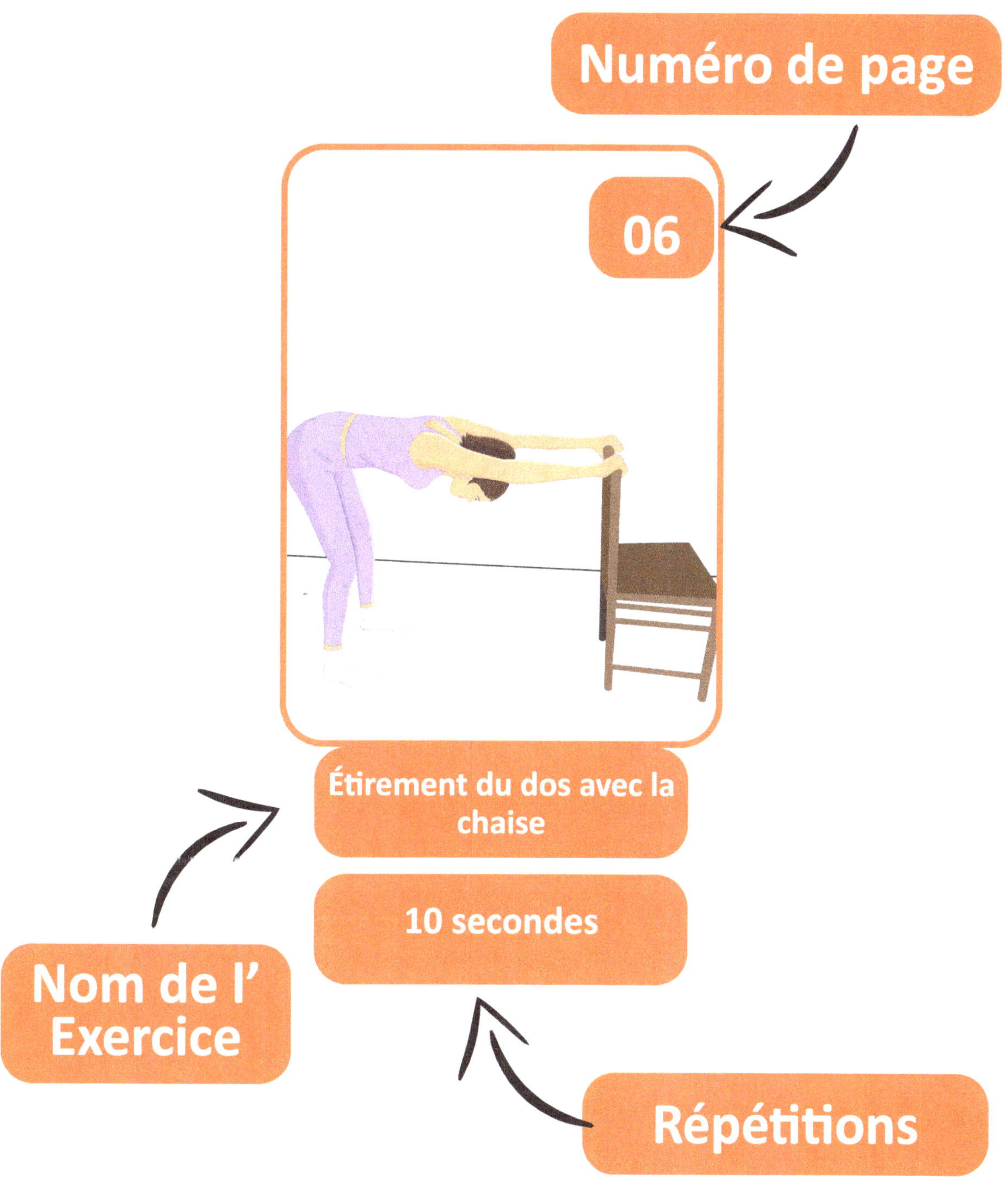

Jour 1 – À EFFECTUER DEUX FOIS

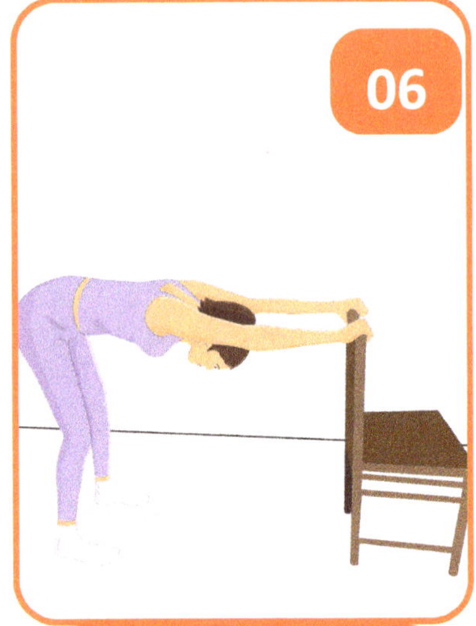

06

Étirement du dos avec la chaise

10 secondes d'étirement

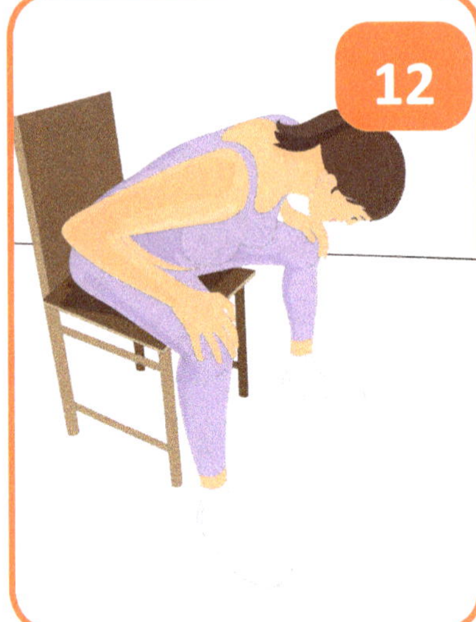

12

Pompe sur chaise

6 répétitions

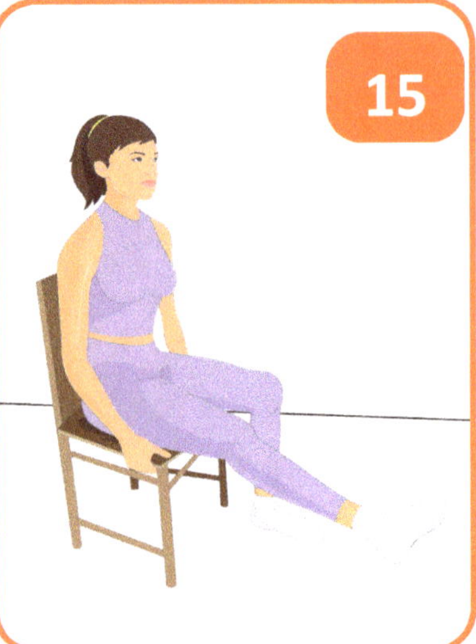

15

Extension Position Assise Sur Chaise

8 répétitions de chaque côté

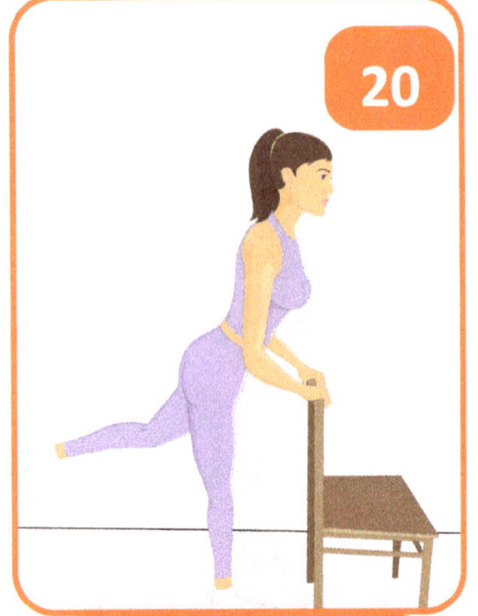

20

Extension des fessiers sur chaise

8 répétitions de chaque côté

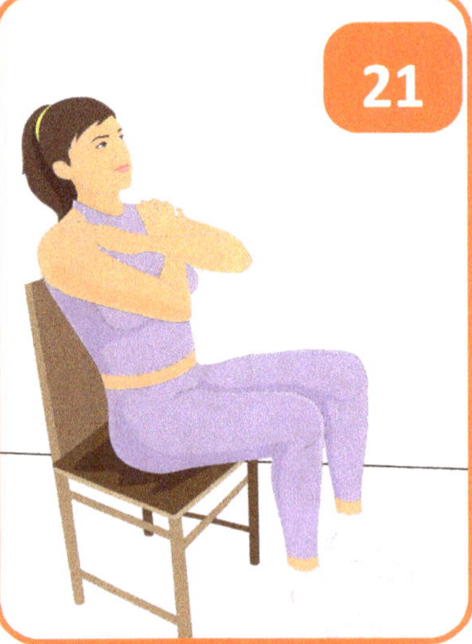

21

Squat sur chaise + Balancement

10 répétitions

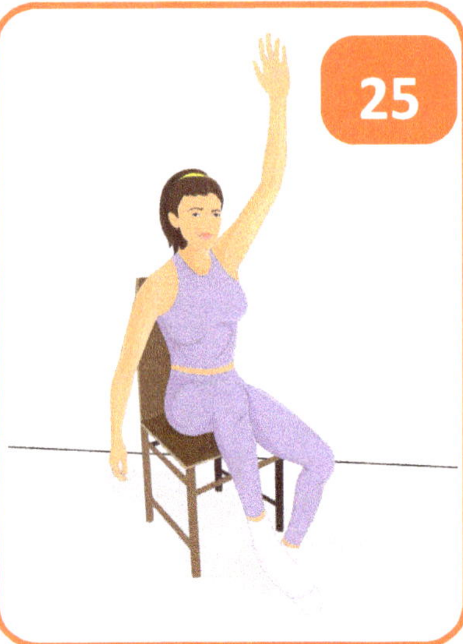

25

Chaise marche complète

30 secondes de travail

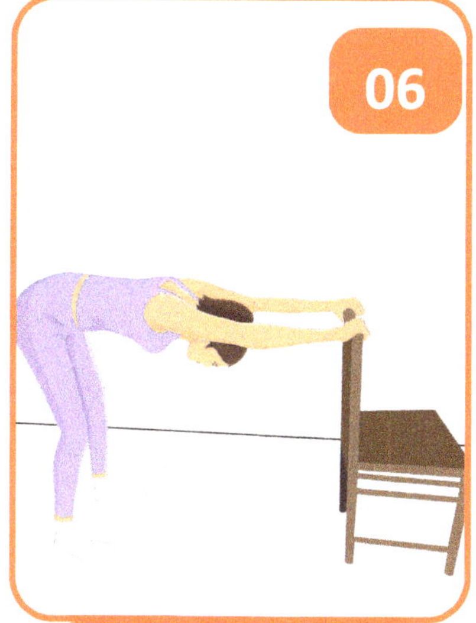

Étirement du dos avec la chaise

10 secondes d'étirement

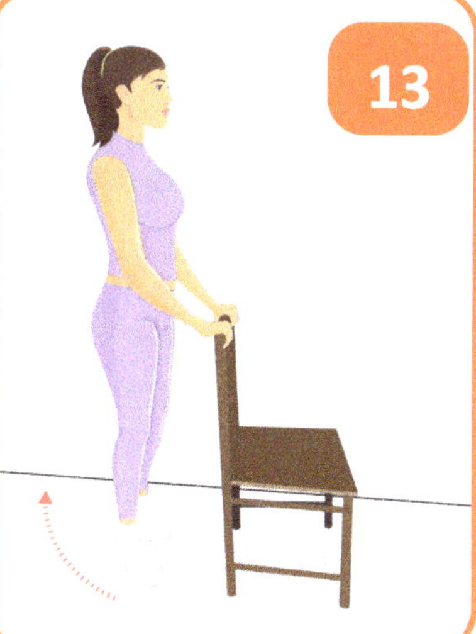

Levées de mollets sur chaise

10 répétitions

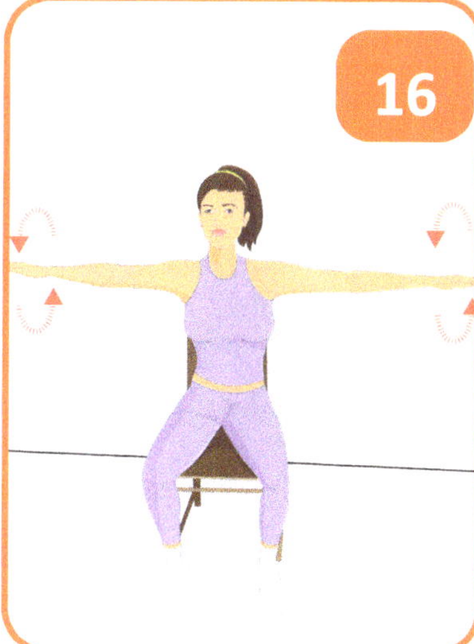

Rotation de bras sur chaise

10 répétitions dans le sens des aiguilles d'une montre + 10 répétitions dans le sens inverse des aiguilles d'une montre

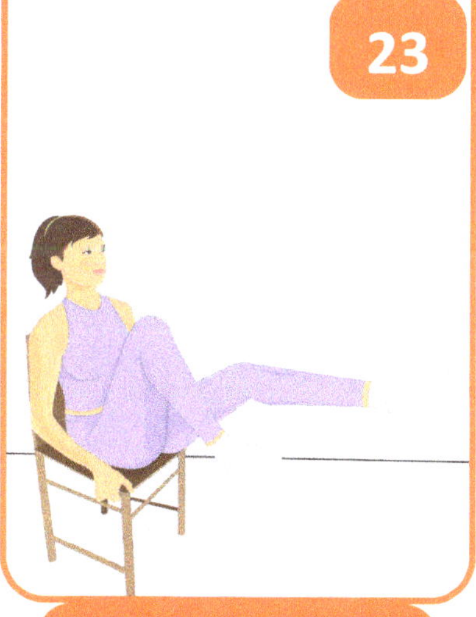

Cyclisme sur chaise

20 secondes de travail

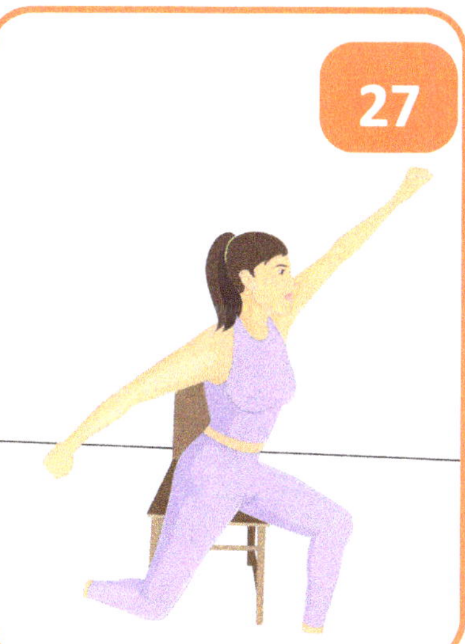

Chaise super-héro twist

30 secondes de travail

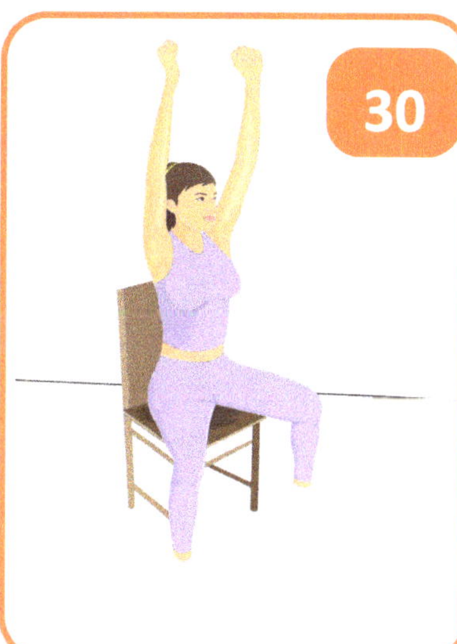

Presse et ouverture sur chaise

12 répétitions

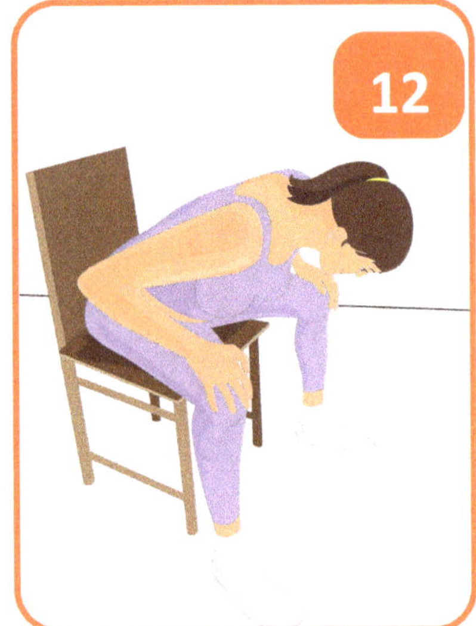

**Pompe
sur chaise**

6 répétitions

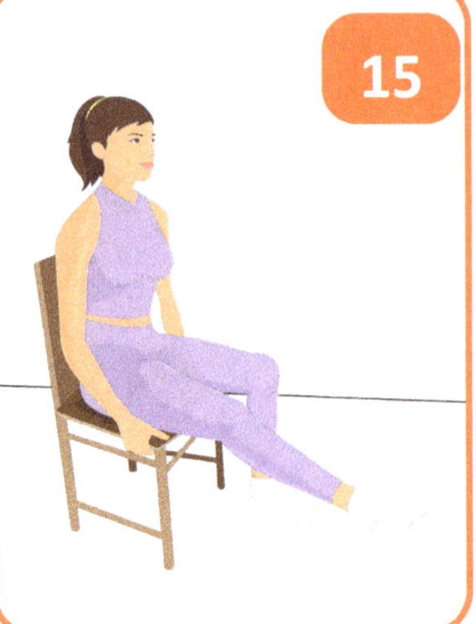

**Extension Position
Assise Sur Chaise**

**8 répétitions de
chaque côté**

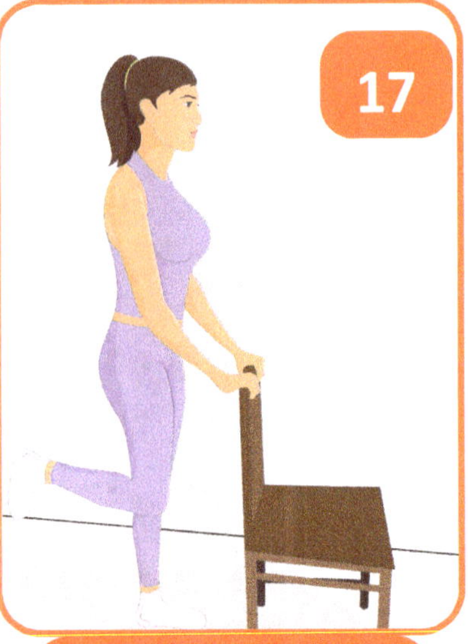

**Flexion de jambe
avec chaise**

**5 répétitions
chaque jambe**

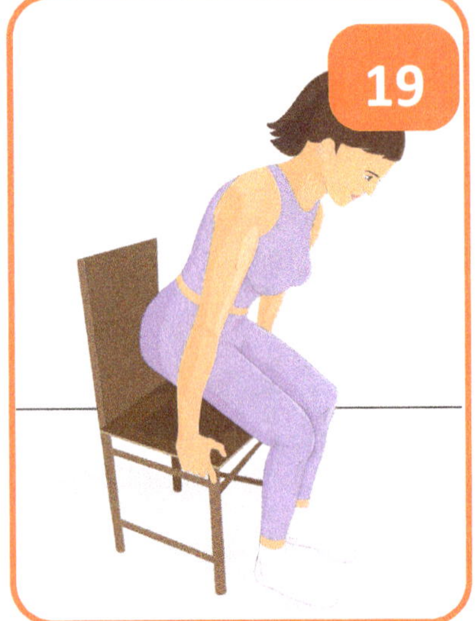

**Levées de hanches
sur chaise**

**maintien de 30
secondes**

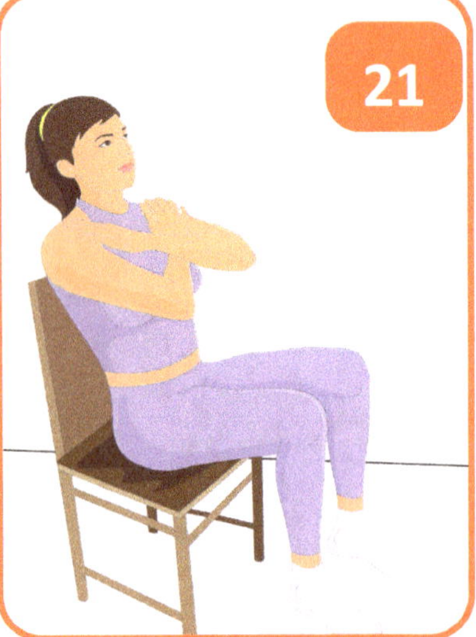

**Squat Sur Chaise +
Balancement**

10 répétitions

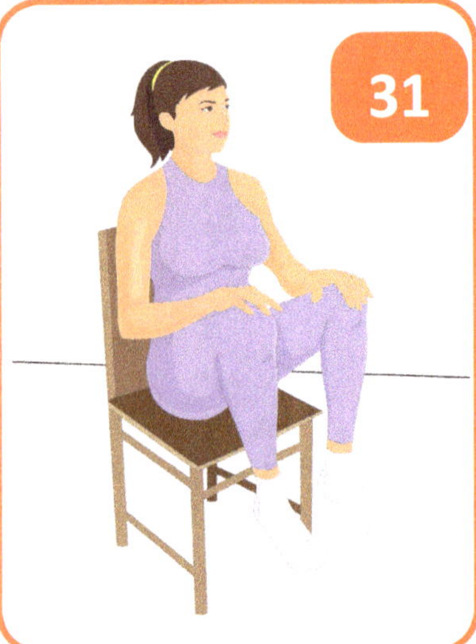

**Step sur chaise +
Toucher de genou**

30 secondes de travail

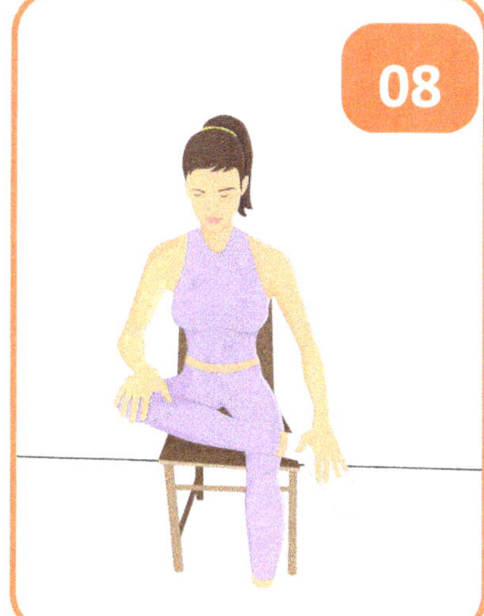

08

Étirement des fessiers sur chaise

15 secondes de chaque côté

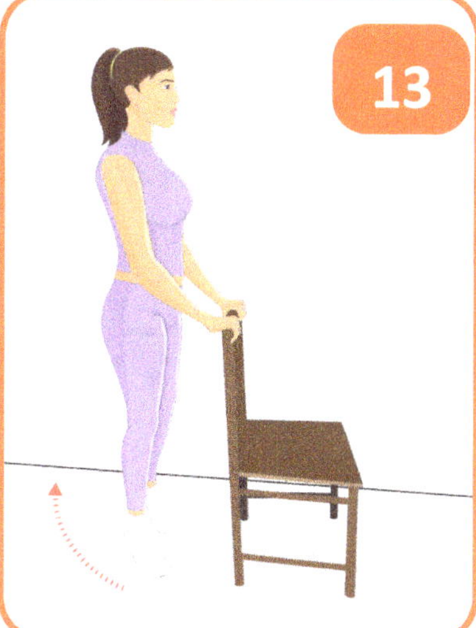

13

Levées de mollets sur chaise

10 répétitions

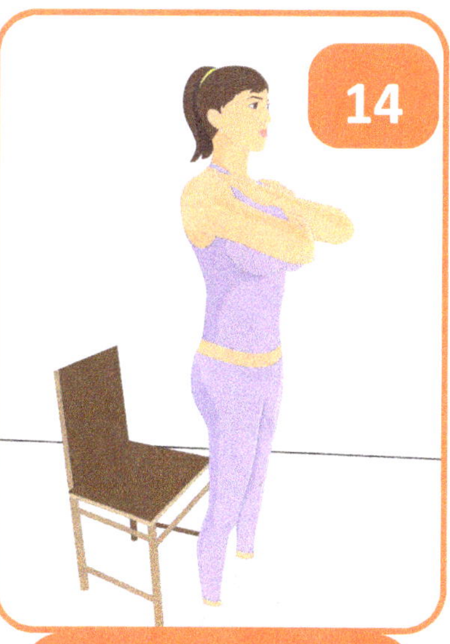

14

Squat sur chaise

6 répétitions

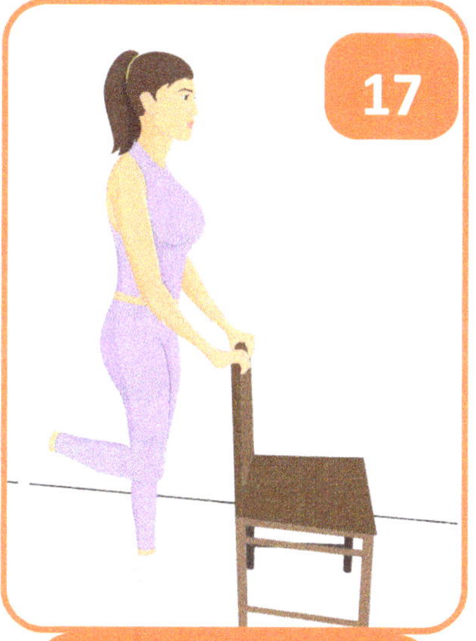

17

Flexion de jambe avec chaise

5 répétitions chaque jambe

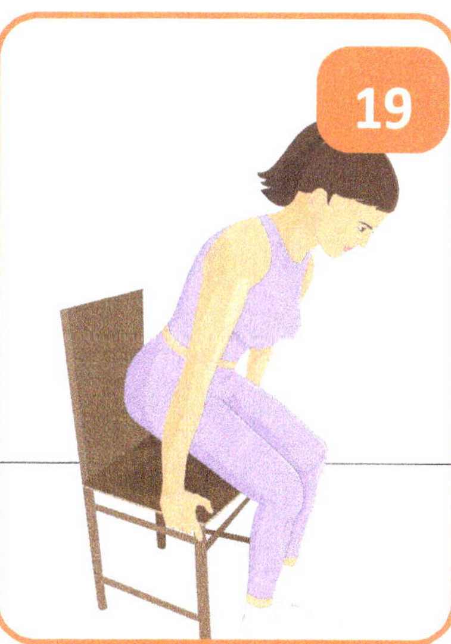

19

Levées de hanches sur chaise

30 maintien de secondes

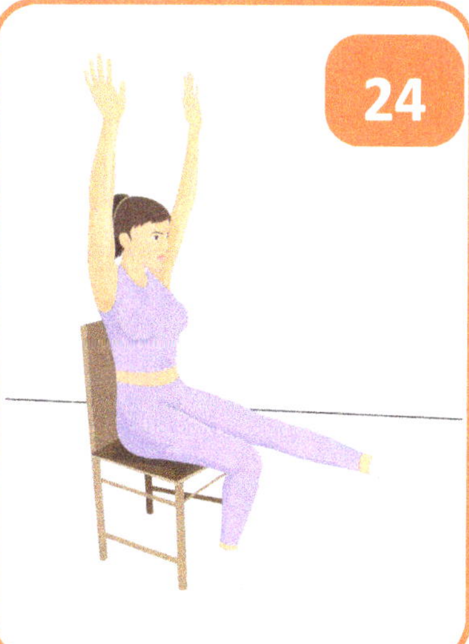

24

Chaise bras levés + coup de pied

30 secondes de travail

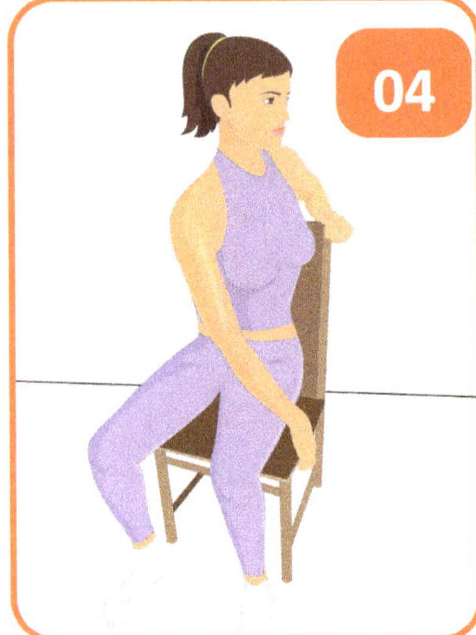

**Torsion
sur chaise**

**5 répétitions de
chaque côté**

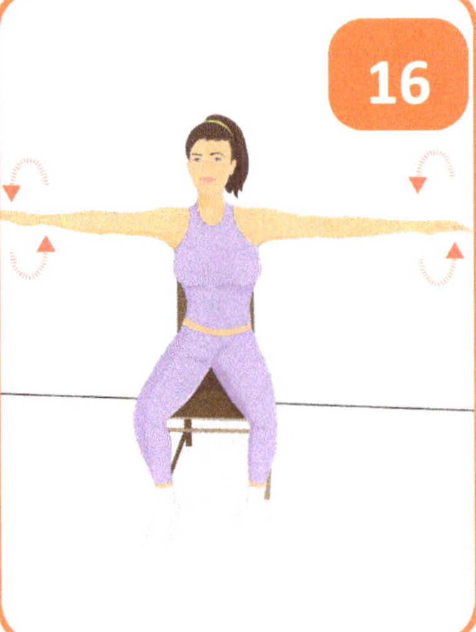

**Rotation de bras
sur chaise**

**10 répétitions dans le
sens des aiguilles
d'une montre + 10
répétitions dans
le sens inverse des
aiguilles d'une montre**

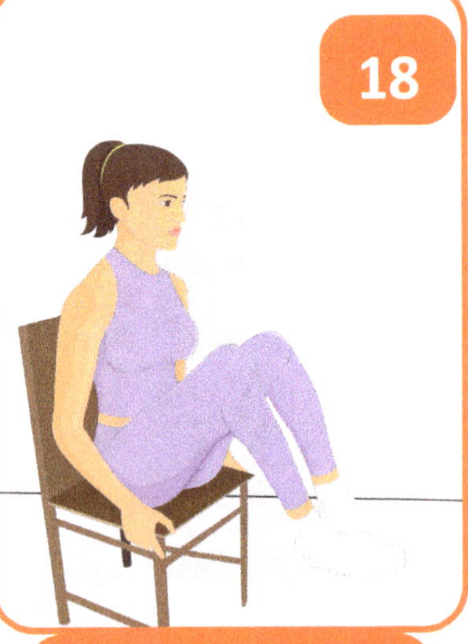

**Montées de genou
sur chaise**

5 répétitions

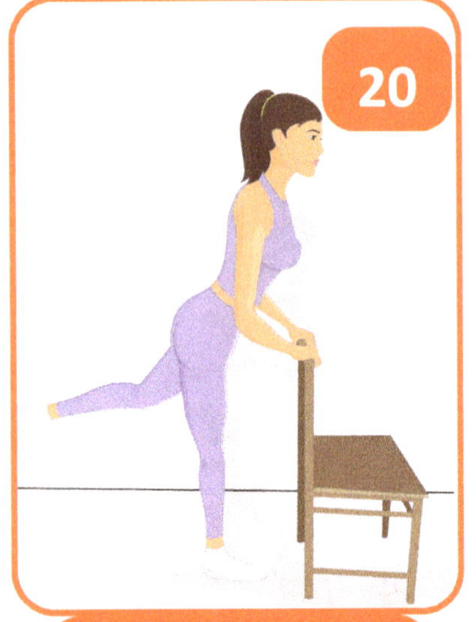

**Extension de fessiers
sur chaise**

**8 répétitions de
chaque côté**

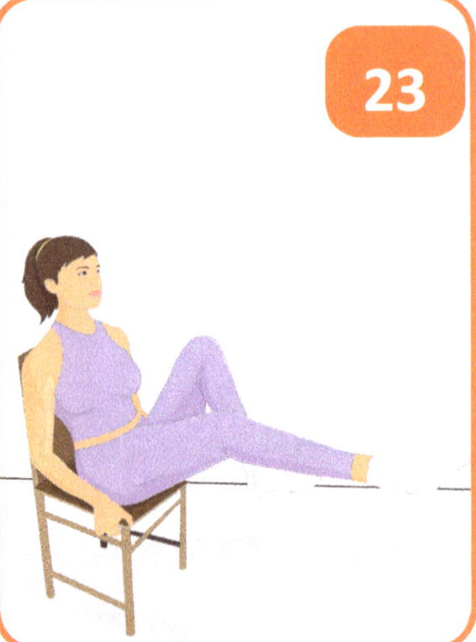

**Cyclisme
sur chaise**

20 secondes de travail

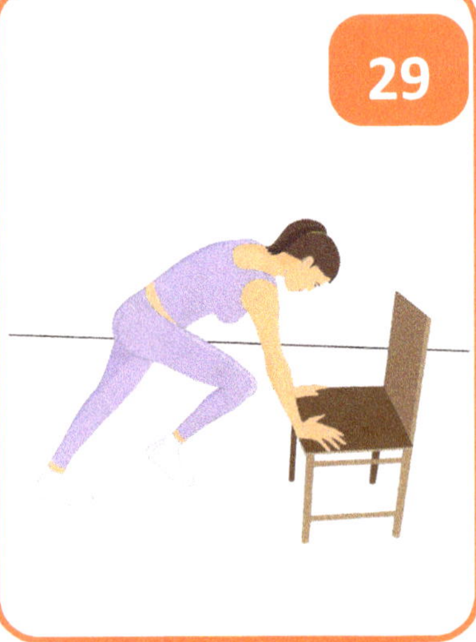

**Grimpeur
sur chaise**

40 secondes de travail

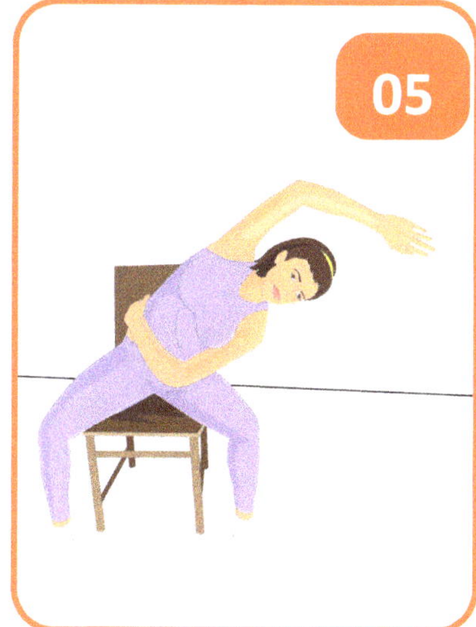

**Ouverture latérale
sur chaise**

**3 répétitions de chaque
côté (alternées)**

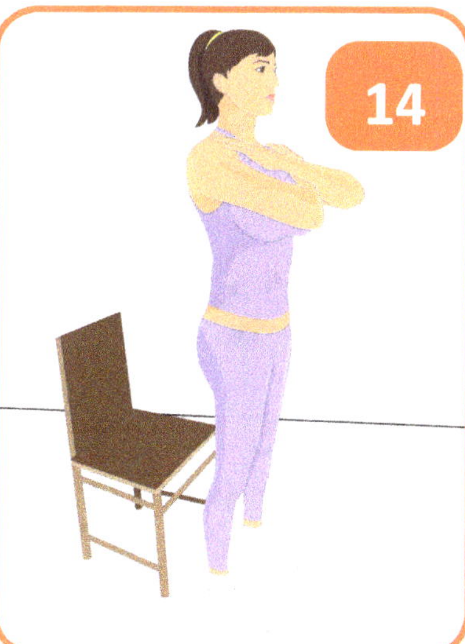

**Squat
sur chaise**

6 répétitions

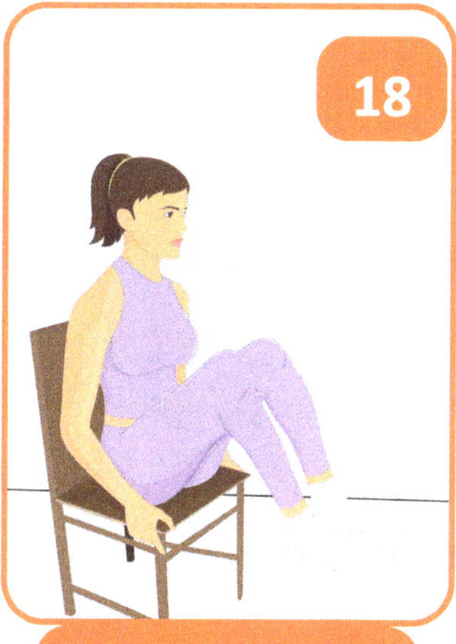

**Montées de
genou Sur Chaise**

5 répétitions

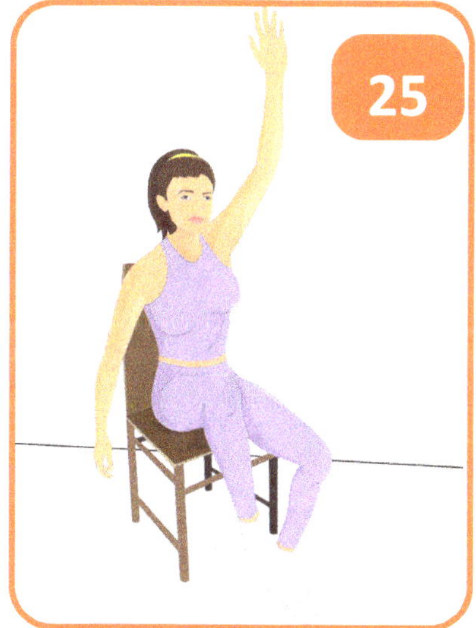

**Chaise marche
complète**

**30 secondes de
travail**

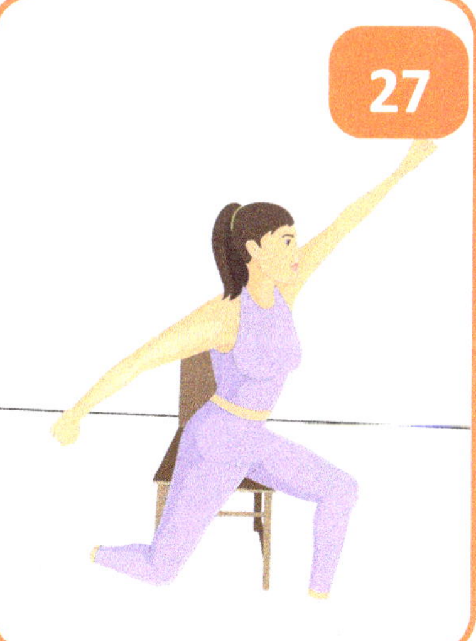

**Chaise super-héro
twist**

30 secondes de travail

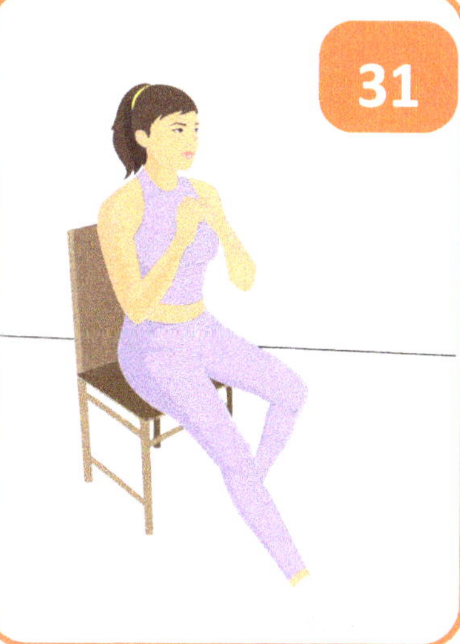

**Step chaise + Toucher
de genou**

30 secondes de travail

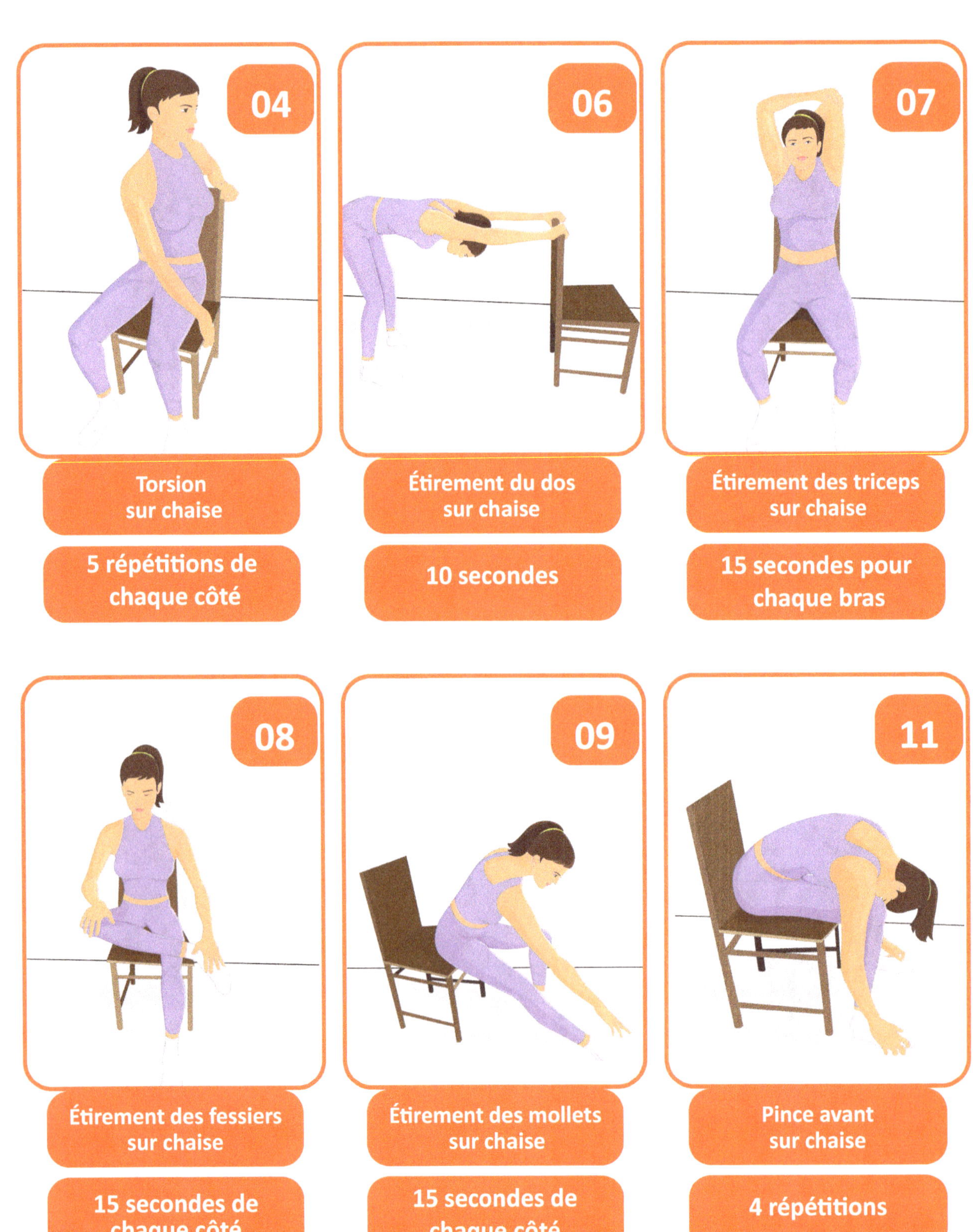

04
Torsion
sur chaise
5 répétitions de
chaque côté
06
Étirement du dos
sur chaise
10 secondes
07
Étirement des triceps
sur chaise
15 secondes pour
chaque bras
08
Étirement des fessiers
sur chaise
15 secondes de
chaque côté
09
Étirement des mollets
sur chaise
15 secondes de
chaque côté
11
Pince avant
sur chaise
4 répétitions

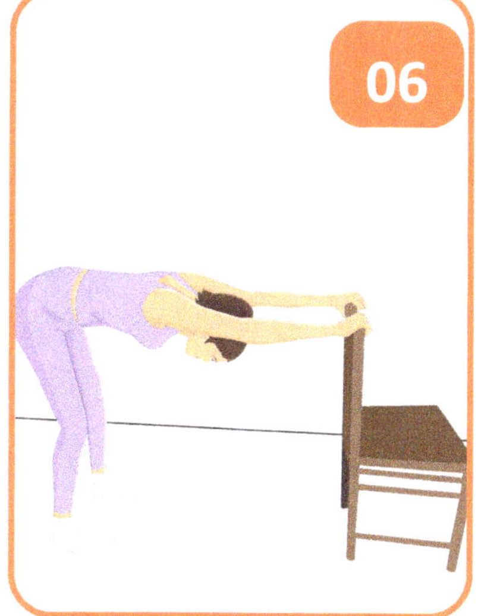

Étirement du dos avec la chaise

10 secondes d'étirement

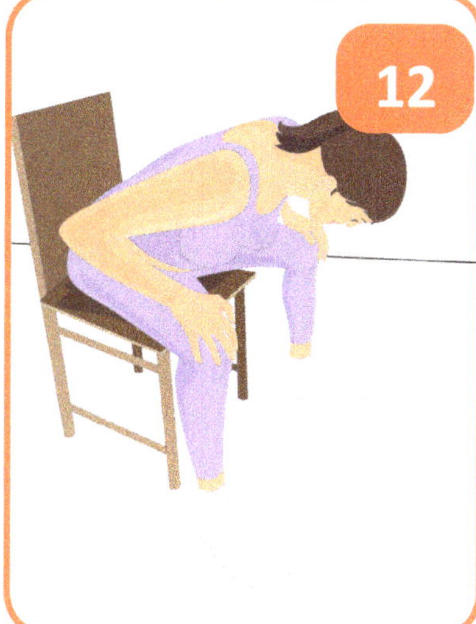

Pompe sur chaise

6 répétitions

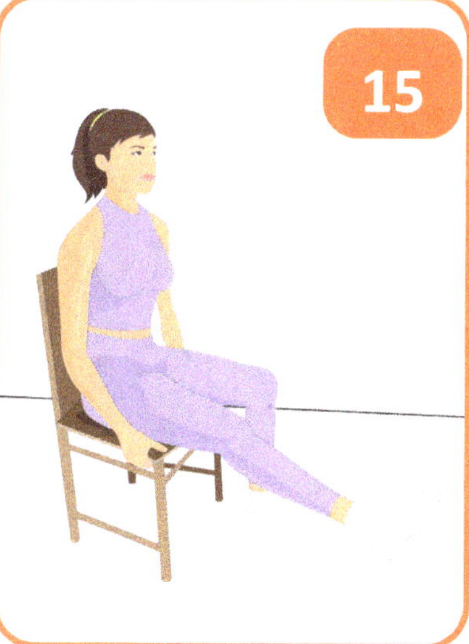

Extension Position Assise Sur Chaise

9 répétitions de chaque côté

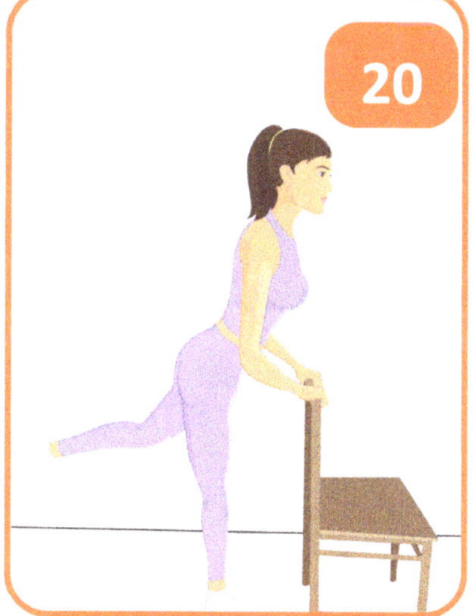

Extension des fessiers sur chaise

9 répétitions de chaque côté

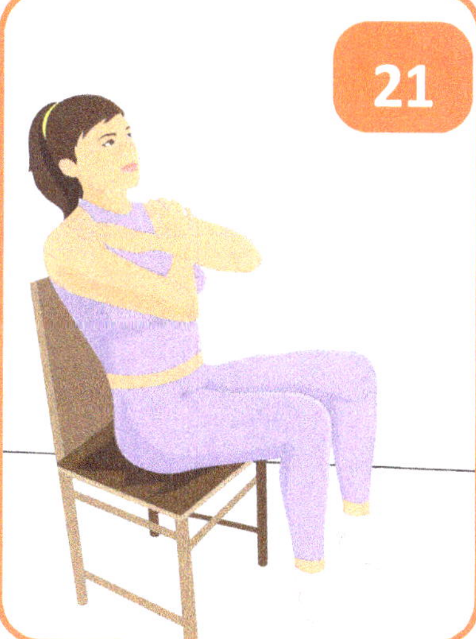

Squat Sur Chaise + Balancement

12 répétitions

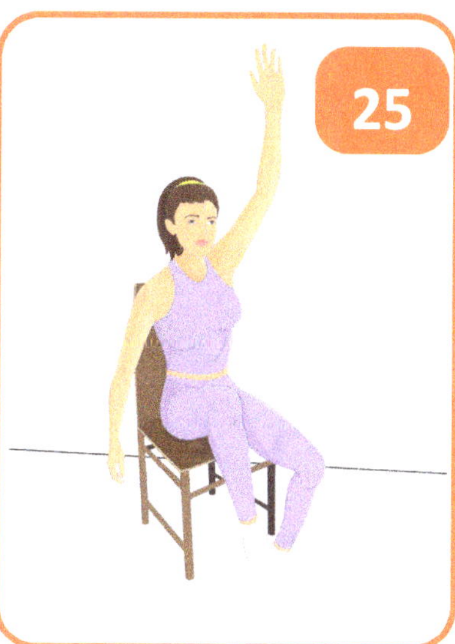

Chaise marche complète

35 secondes de travail

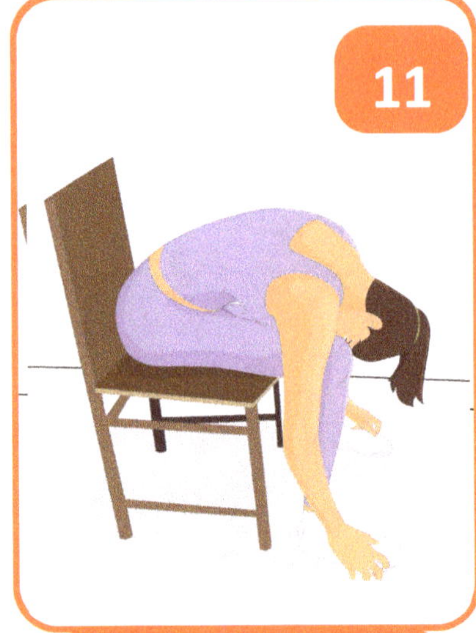

**Pince avant
sur chaise**

4 répétitions

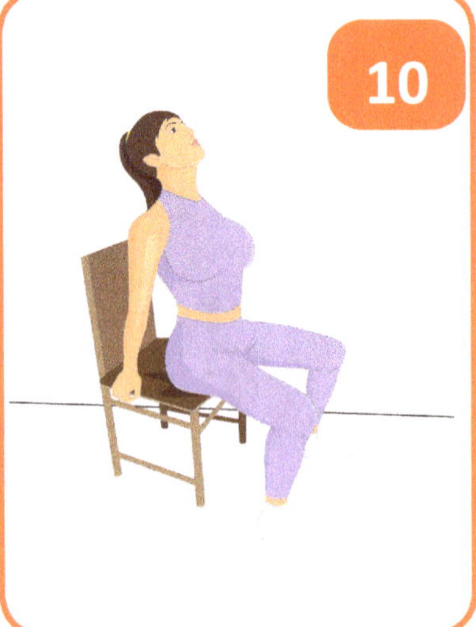

**Overture de poitrine
sur chaise**

15 secondes

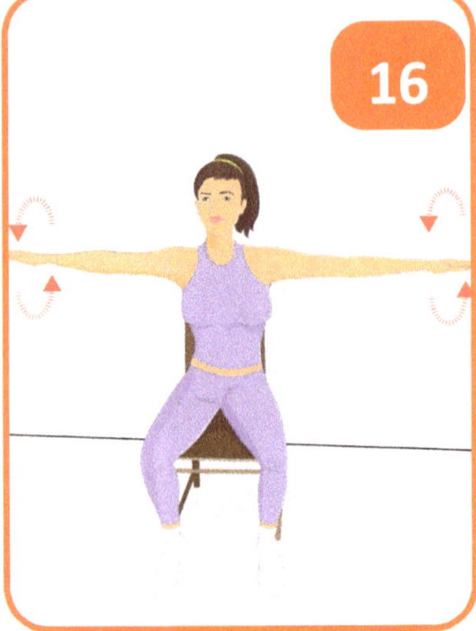

**Rotation de bras
sur chaise**

**12 répétitions dans le
sens des aiguilles
d'une montre + 12
répétitions dans
le sens inverse des
aiguilles d'une montre**

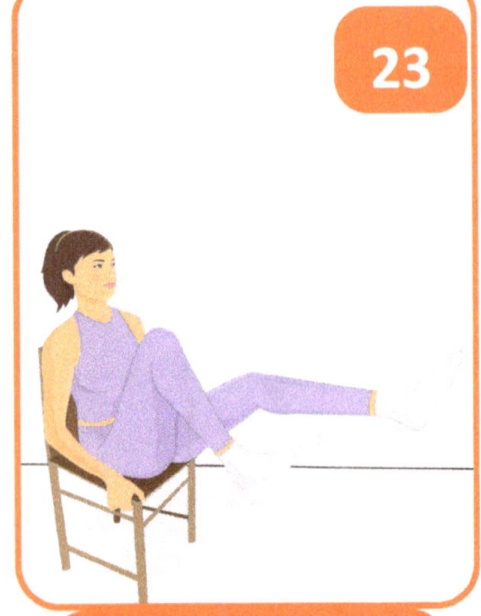

**Cyclisme
sur chaise**

25 secondes de travail

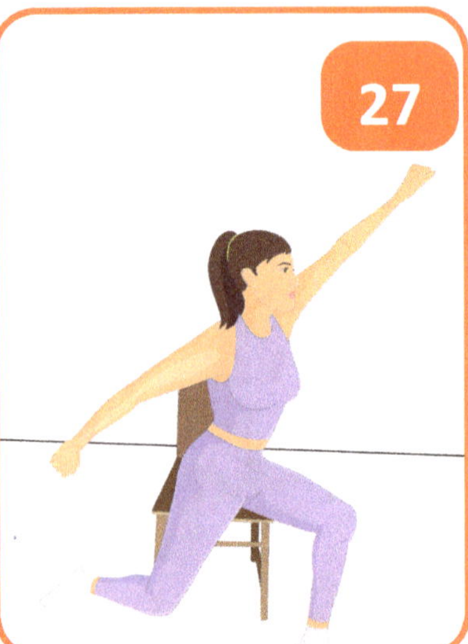

**Chaise
super-héro twist**

35 secondes de travail

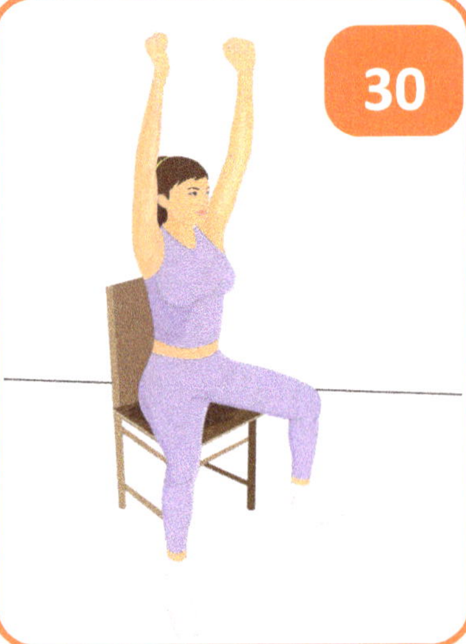

**Presse et ouverture
sur chaise**

15 répétitions

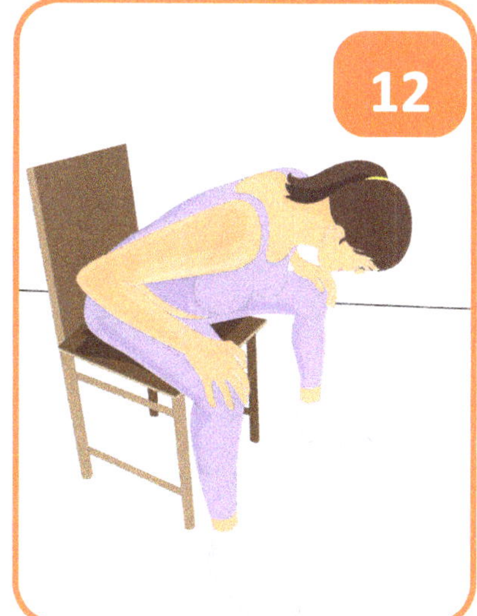

**Pompe
sur chaise**

7 répétitions

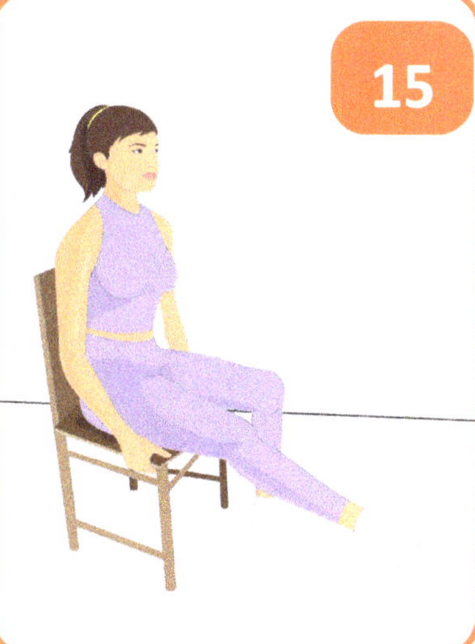

**Extension Position
Assise Sur Chaise**

**9 répétitions de
chaque côté**

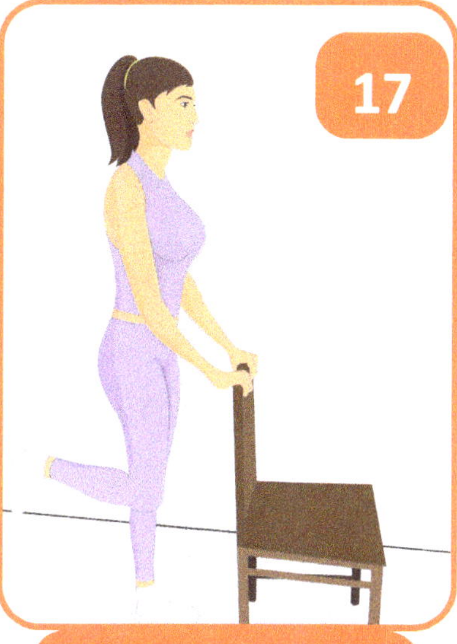

**Flexion de jambe
avec chaise**

**6 répétitions
chaque jambe**

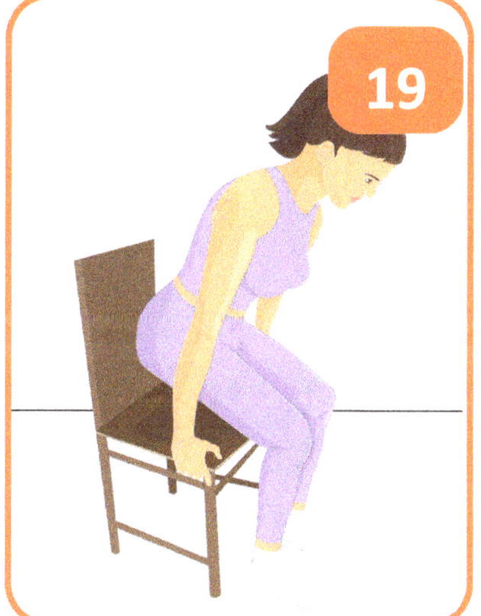

**Levées de hanches
sur chaise**

**maintien de 35
secondes**

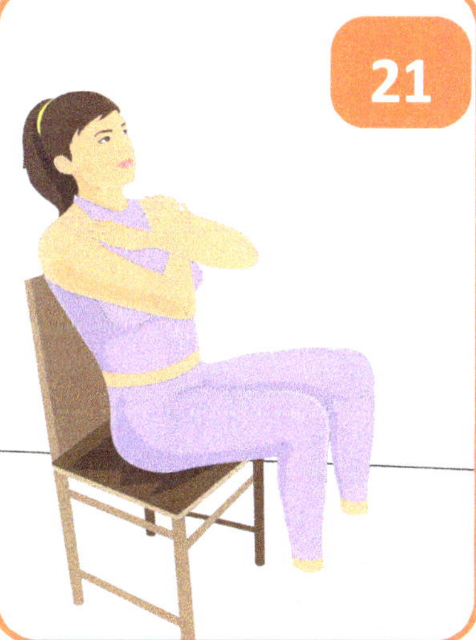

**Squat Sur Chaise +
Balancement**

12 répétitions

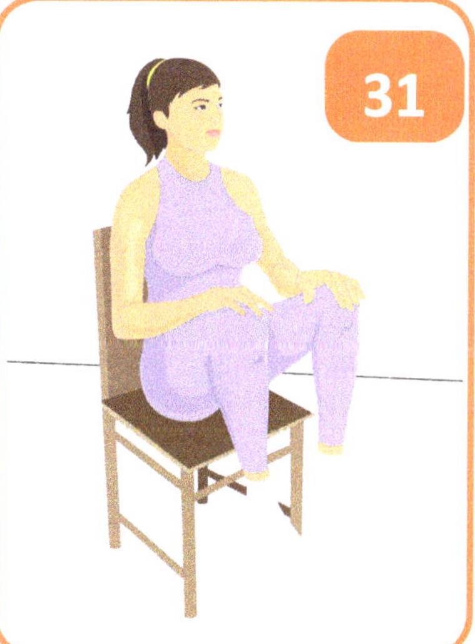

**Step sur chaise +
Toucher de genou**

35 secondes de travail

Jour 11 - À EFFECTUER TROIS FOIS

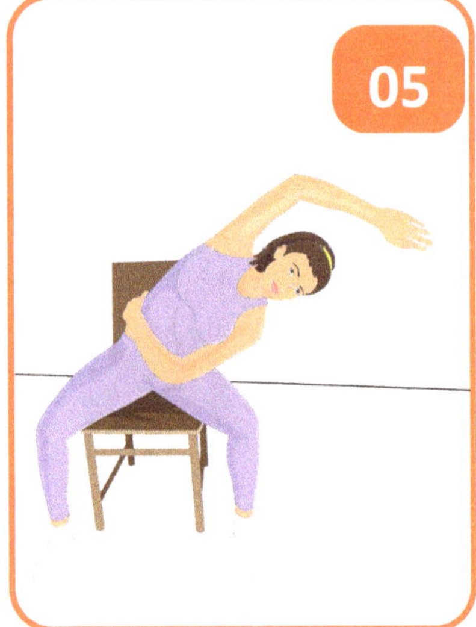

**Ouverture latérale
sur chaise**

**15 les secondes s'étirent
de chaque côté**

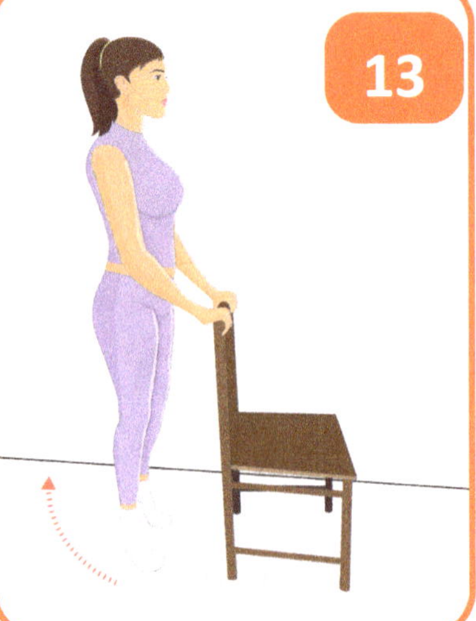

**Levées de mollets
sur chaise**

12 répétitions

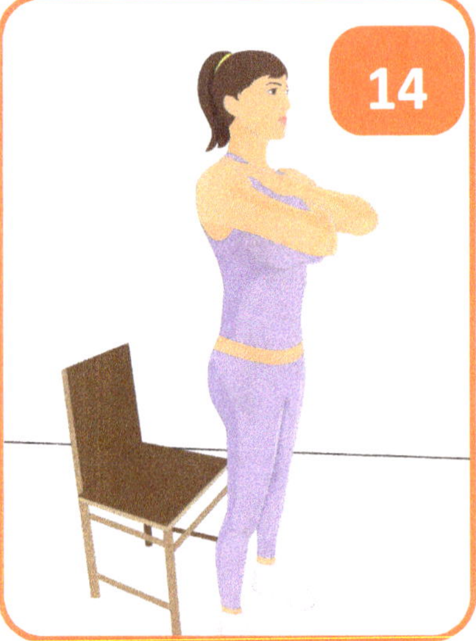

**Squat
sur chaise**

7 répétitions

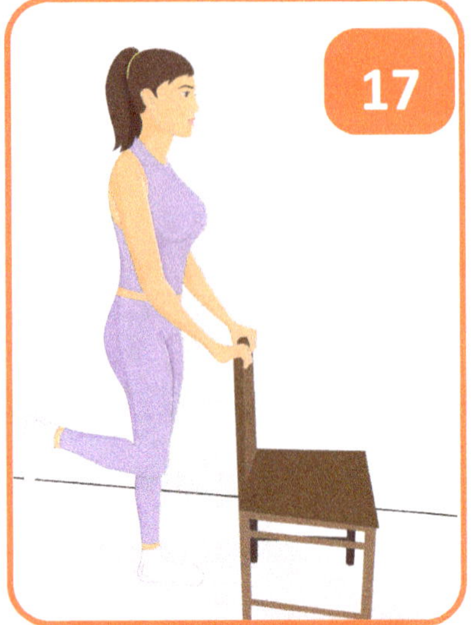

**Flexion de jambe
avec chaise**

**6 répétitions chaque
jambe**

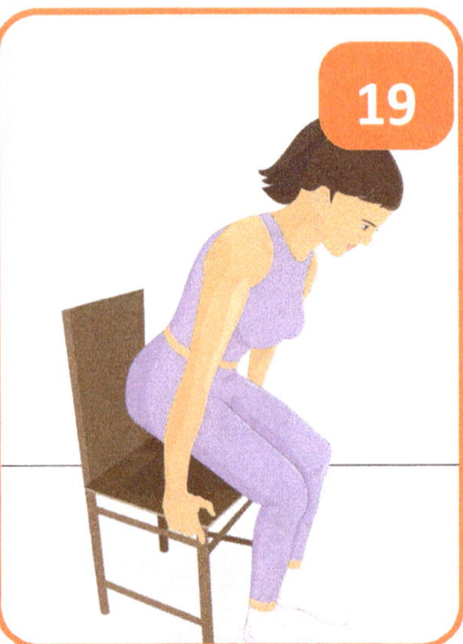

**Levées de hanches
sur chaise**

**35 maintien de
secondes**

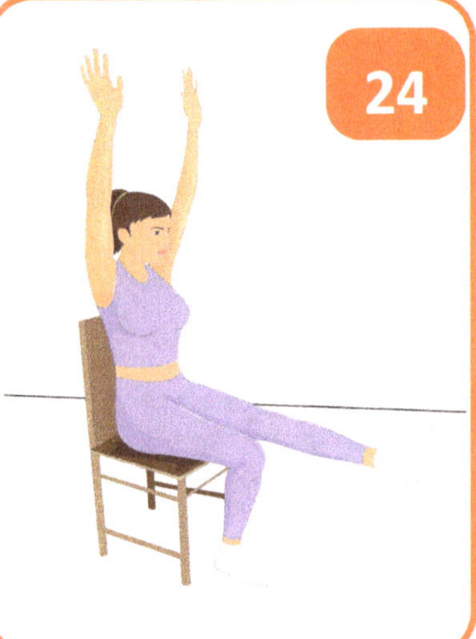

**Chaise bras levés +
coup de pied**

35 secondes de travail

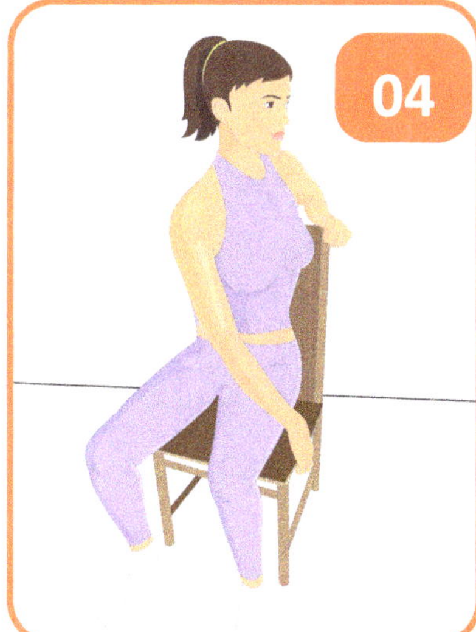

**Torsion
sur chaise**

**5 répétitions de
chaque côté**

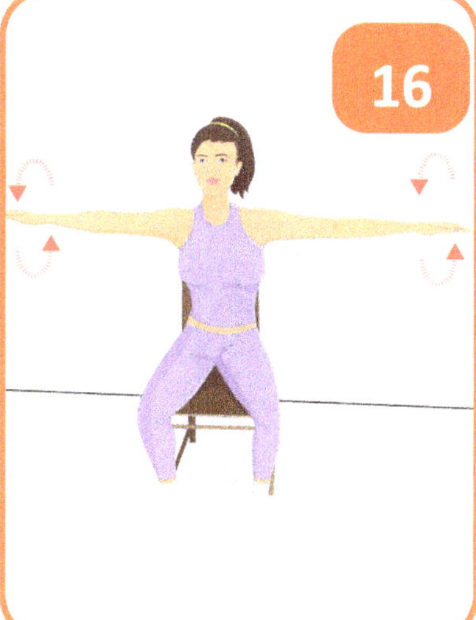

**Rotation de bras
sur chaise**

**12 répétitions dans le
sens des aiguilles
d'une montre + 12
répétitions dans
le sens inverse des
aiguilles d'une montre**

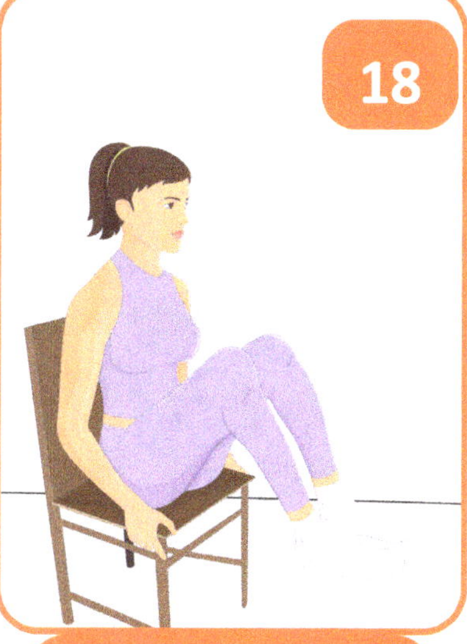

**Montées de genou
sur chaise**

6 répétitions

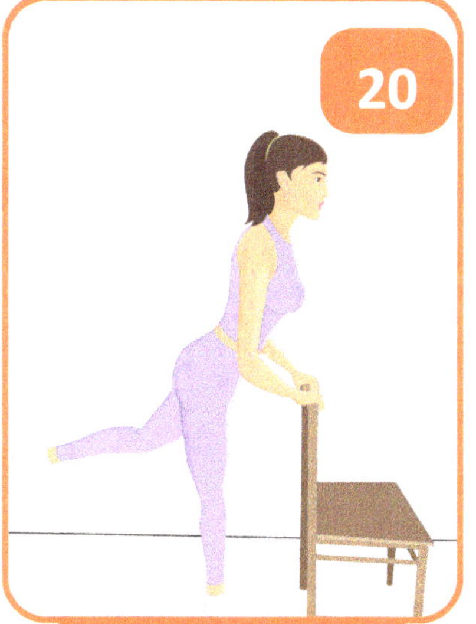

**Extension des fessiers
sur chaise**

**10 répétitions de
chaque côté**

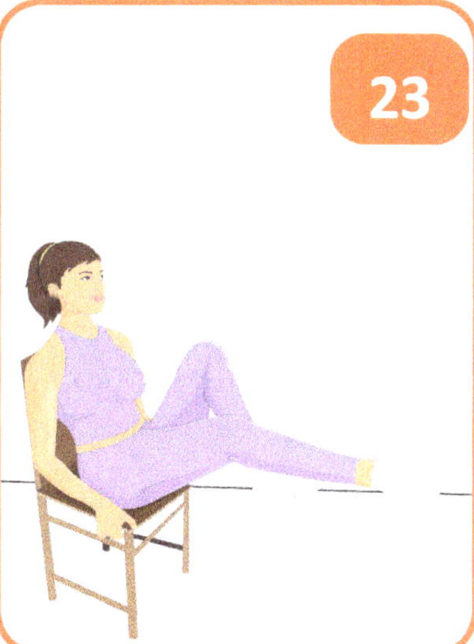

**Cyclisme
sur chaise**

25 secondes de travail

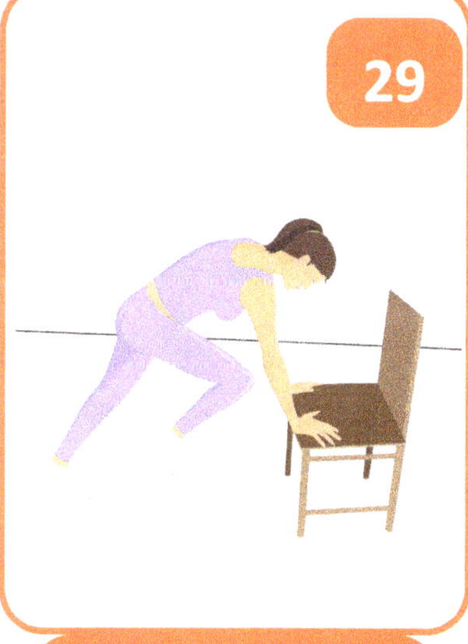

**Grimpeur
sur chaise**

45 secondes de travail

Jour 13 - À EFFECTUER TROIS FOIS

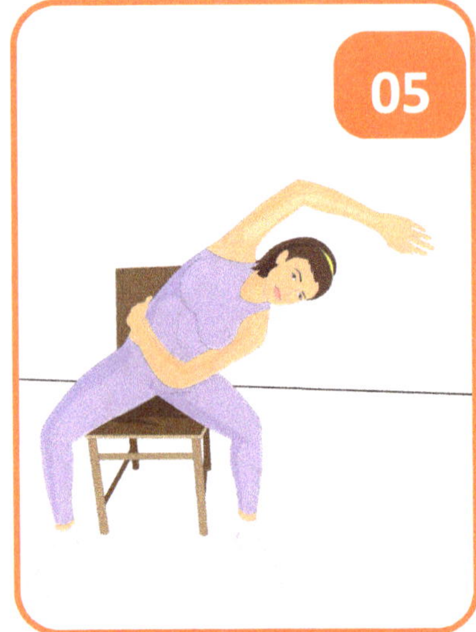

05

**Ouverture latérale
sur chaise**

**3 répétitions de chaque
côté (alternées)**

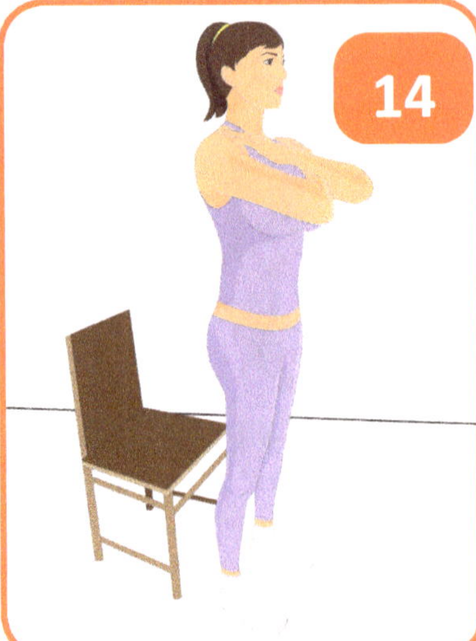

14

**Squat
sur chaise**

7 répétitions

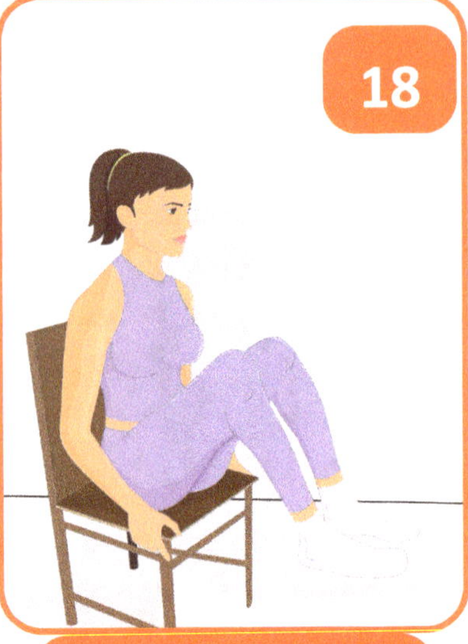

18

**Montées de
genou Sur Chaise**

6 répétitions

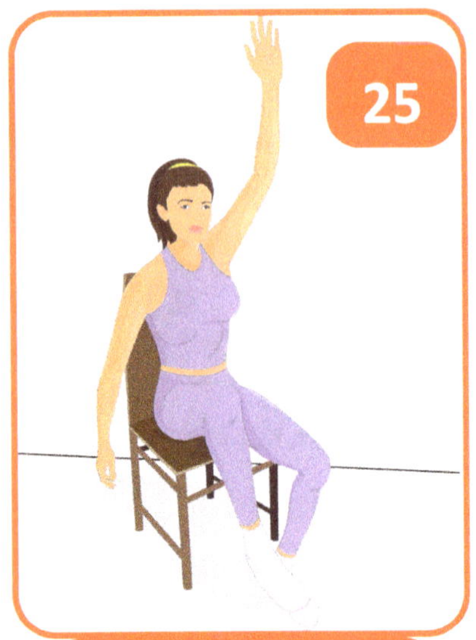

25

**Chaise marche
complète**

35 secondes

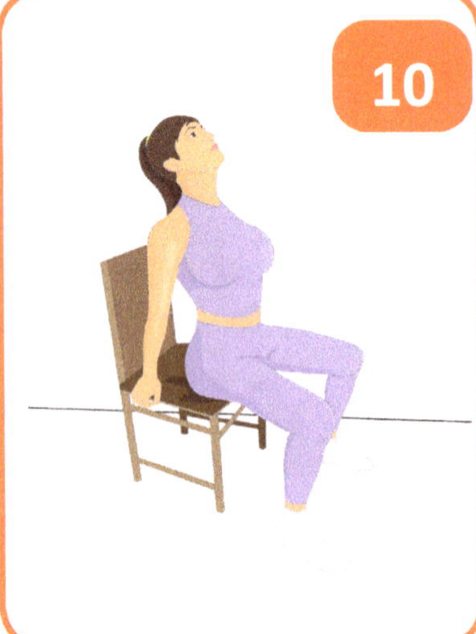

10

**Overture de poitrine sur
chaise**

15 secondes

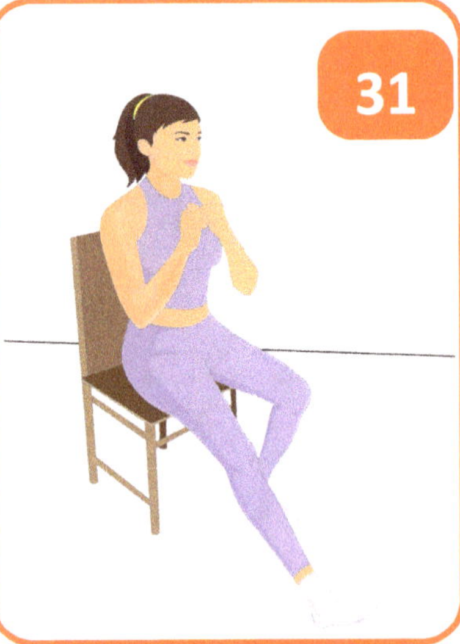

31

**Step chaise + Toucher
de genou**

35 secondes de travail

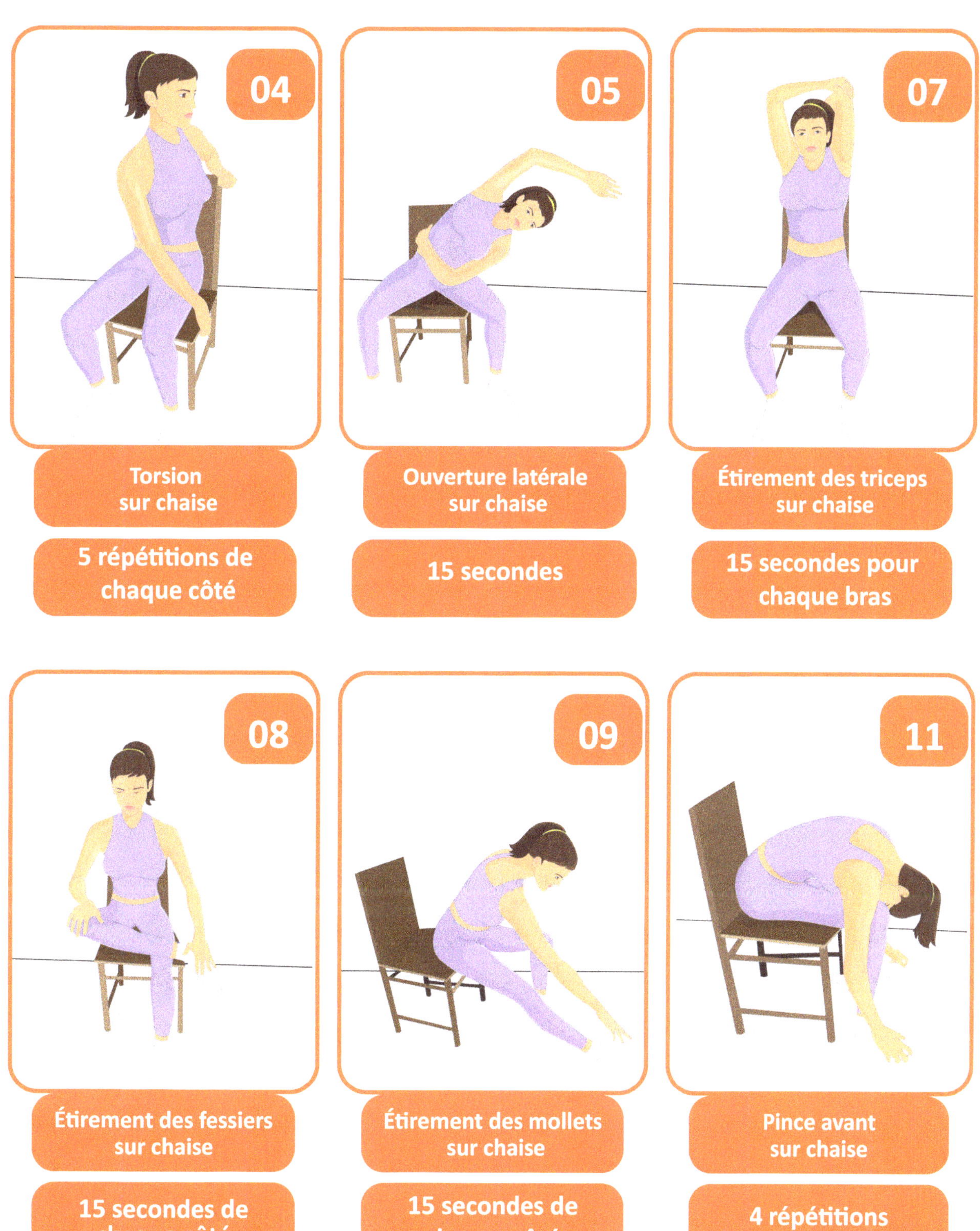

04
Torsion
sur chaise
5 répétitions de
chaque côté
05
Ouverture latérale
sur chaise
15 secondes
07
Étirement des triceps
sur chaise
15 secondes pour
chaque bras
08
Étirement des fessiers
sur chaise
15 secondes de
chaque côté
09
Étirement des mollets
sur chaise
15 secondes de
chaque côté
11
Pince avant
sur chaise
4 répétitions

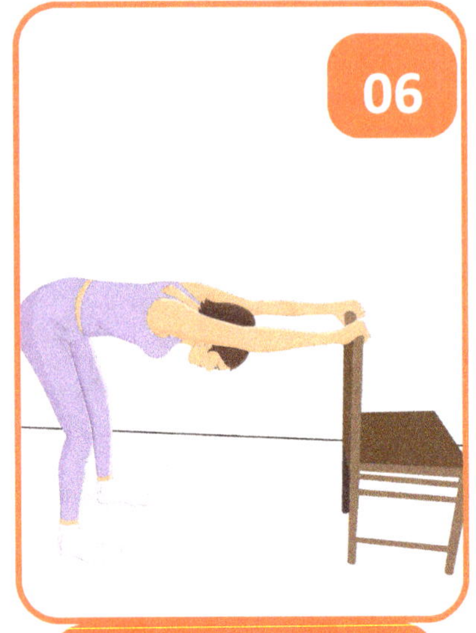

06

Étirement du dos avec la chaise

10 secondes d'étirement

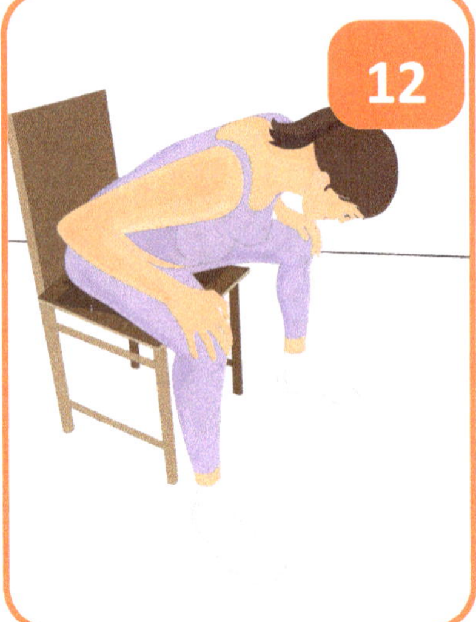

12

Pompe sur chaise

8 répétitions

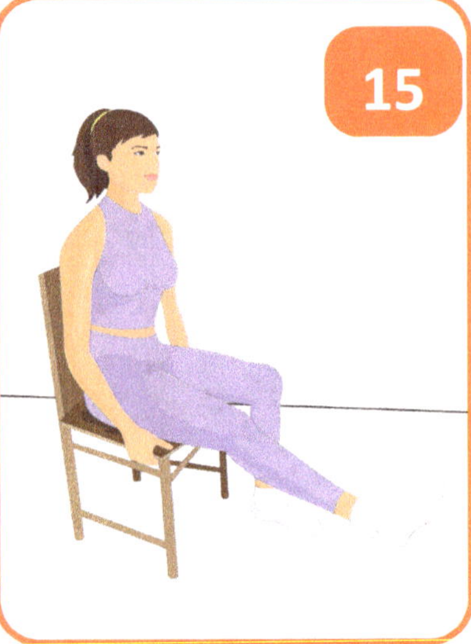

15

Extension Position Assise Sur Chaise

10 répétitions de chaque côté

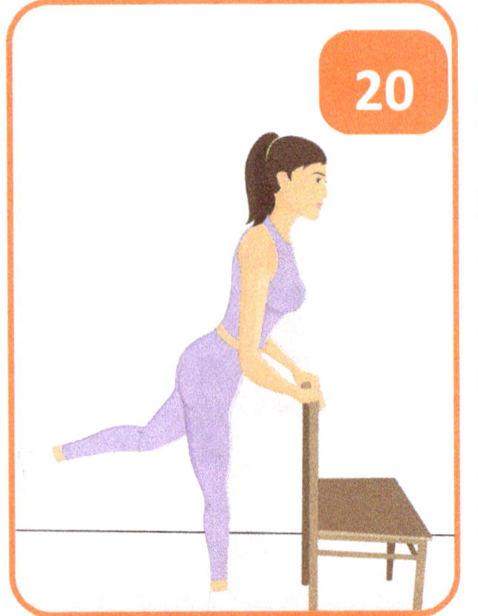

20

Extension des fessiers sur chaise

10 répétitions de chaque côté

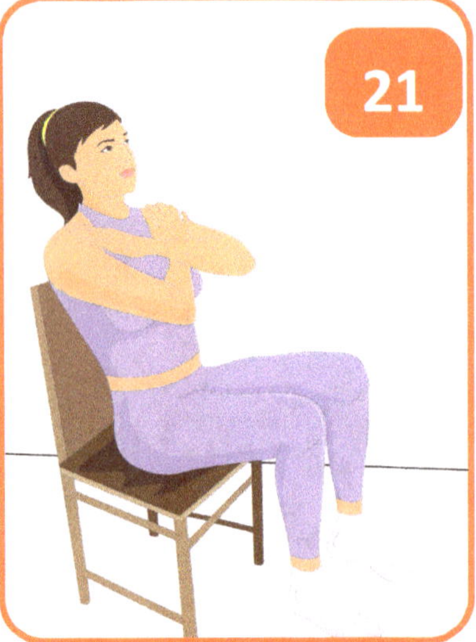

21

Squat Sur Chaise + Balancement

15 répétitions

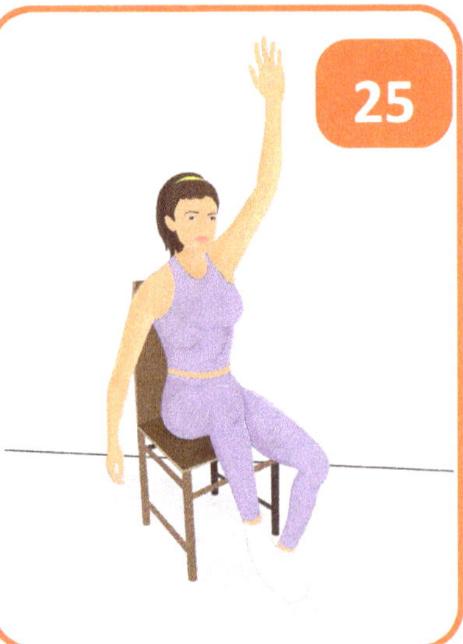

25

Chaise marche complète

35 secondes de travail

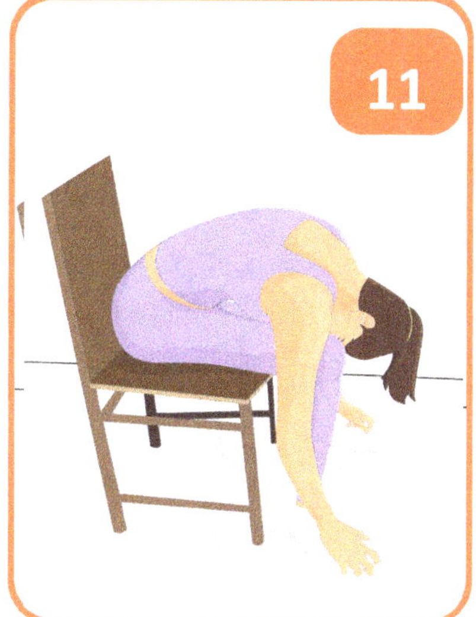

11

**Pince avant
sur chaise**

4 répétitions

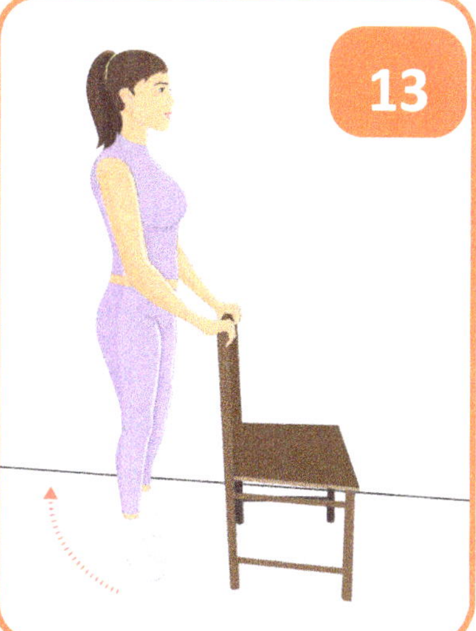

13

**Levées de mollets
sur chaise**

15 répétitions

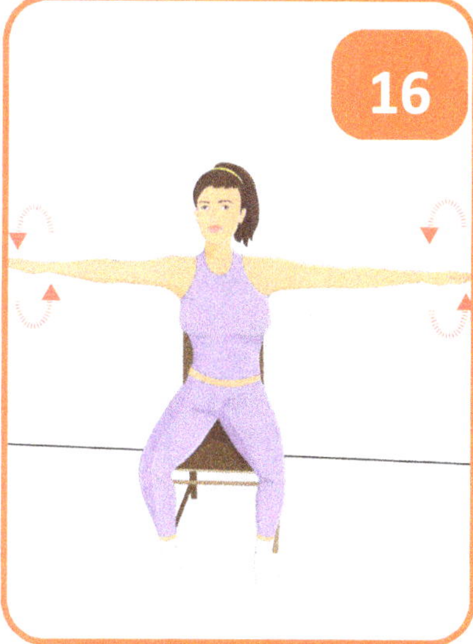

16

**Rotation de bras
sur chaise**

**15 répétitions dans le
sens des aiguilles
d'une montre + 15
répétitions dans
le sens inverse des
aiguilles d'une montre**

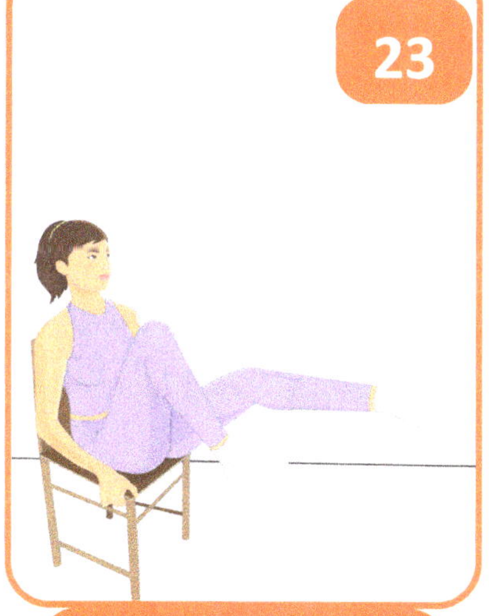

23

**Cyclisme
sur chaise**

25 secondes de travail

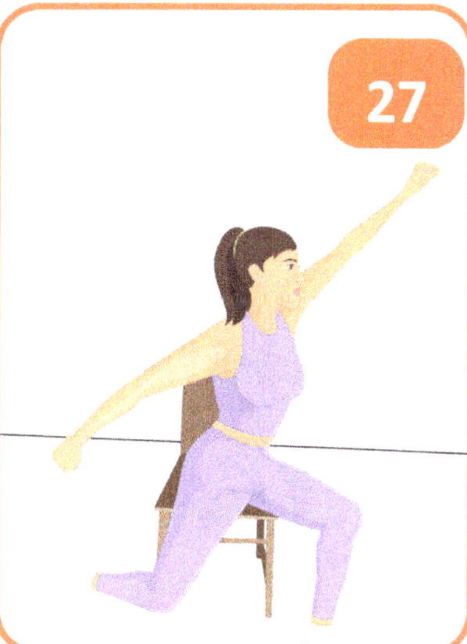

27

**Chaise
super-héro twist**

45 secondes de travail

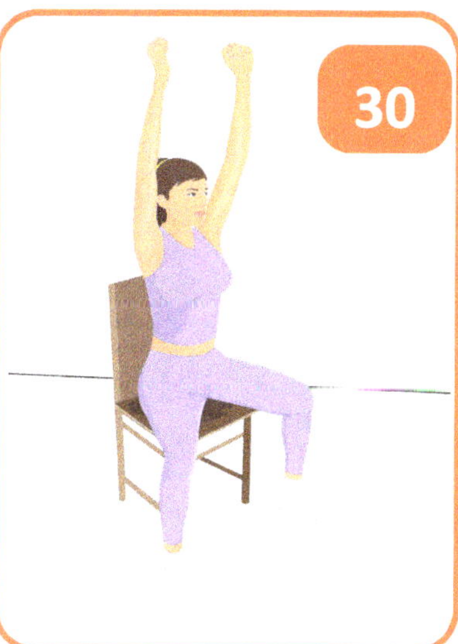

30

**Presse et ouverture
sur chaise**

18 répétitions

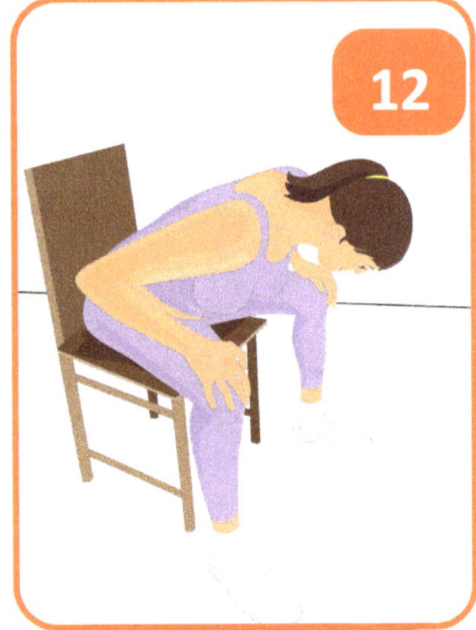

**Pompe
sur chaise**

8 répétitions

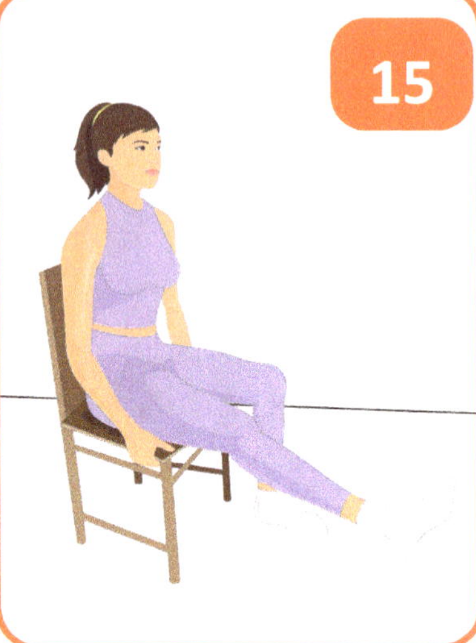

**Extension Position
Assise Sur Chaise**

**10 répétitions de
chaque côté**

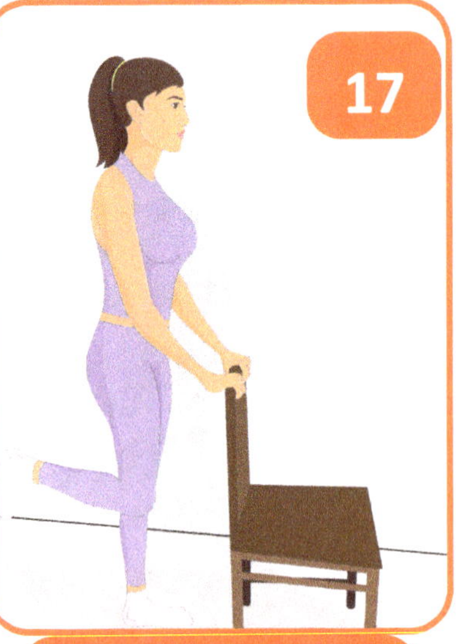

**Flexion de jambe
avec chaise**

**7 répétitions
chaque jambe**

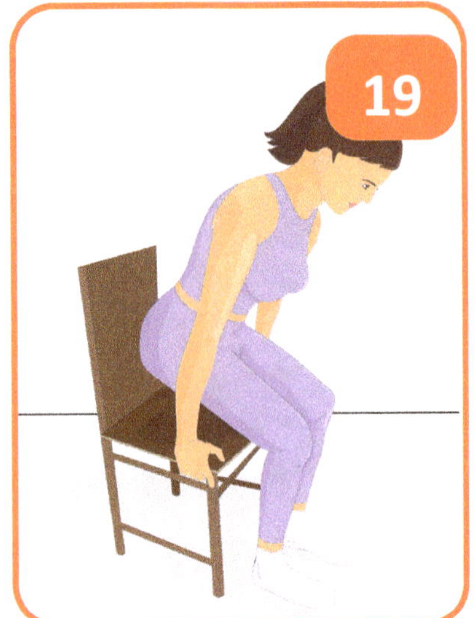

**Levées de hanches
sur chaise**

**maintien de 35
secondes**

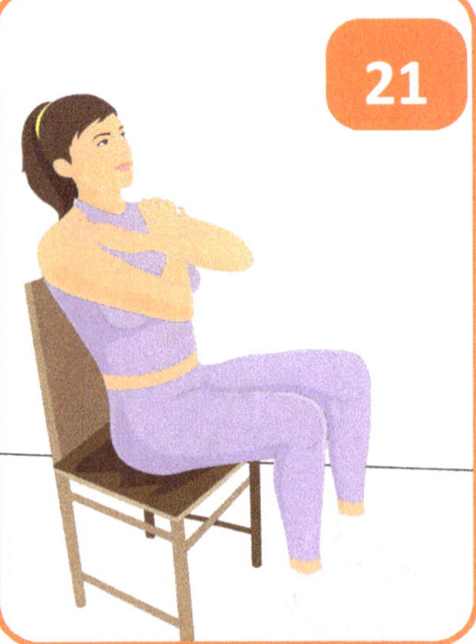

**Squat Sur Chaise +
Balancement**

15 répétitions

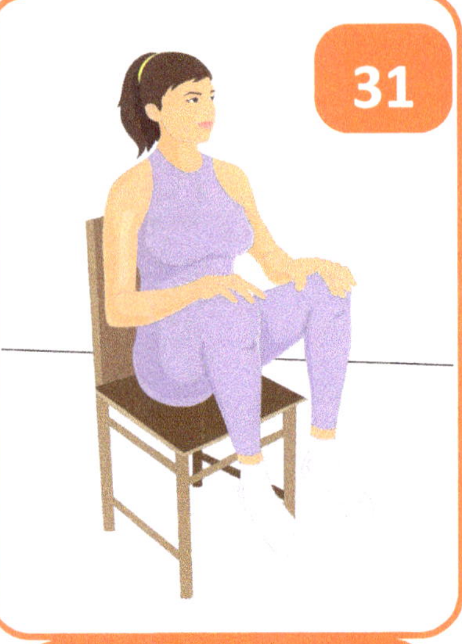

**Step sur chaise +
Toucher de genou**

35 secondes de travail

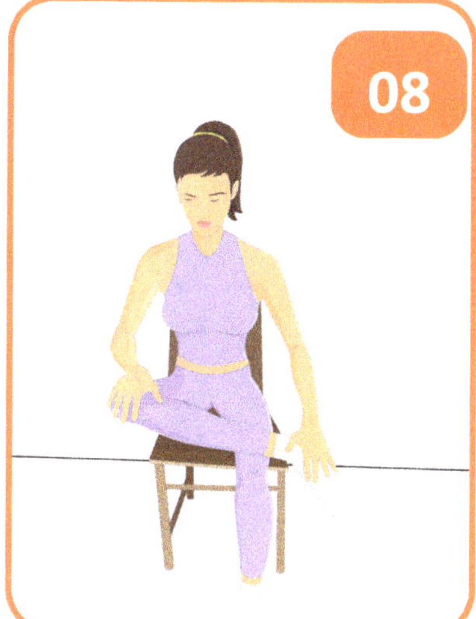

**Étirement des fessiers
sur chaise**

**15 secondes de
chaque côté**

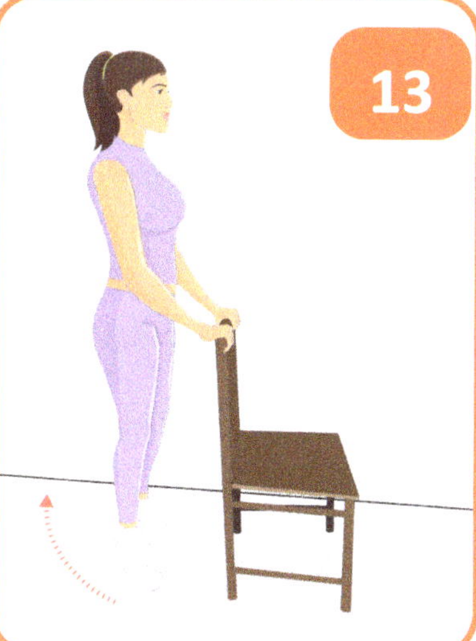

**Levées de mollets
sur chaise**

15 répétitions

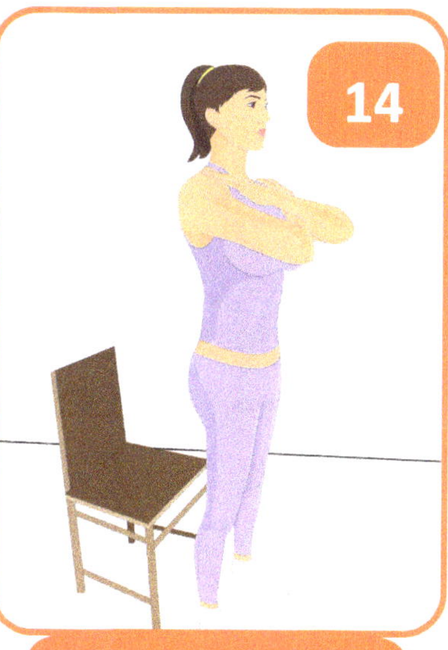

**Squat
sur chaise**

8 répétitions

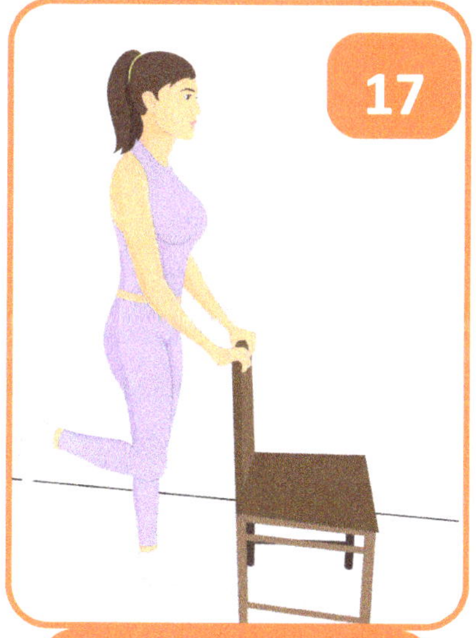

**Flexion de jambe
avec chaise**

**7 répétitions chaque
jambe**

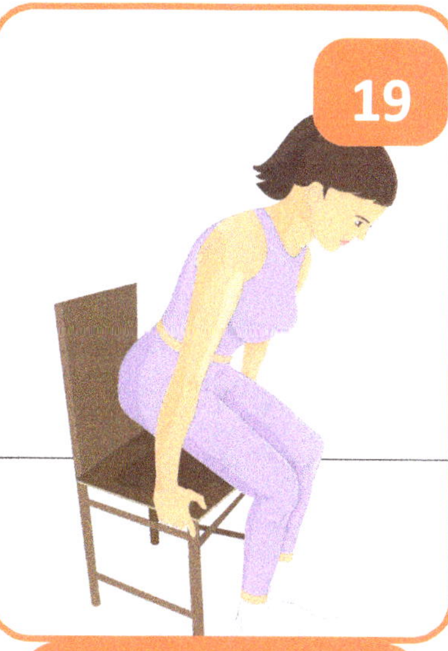

**Levées de hanches
sur chaise**

**35 maintien de
secondes**

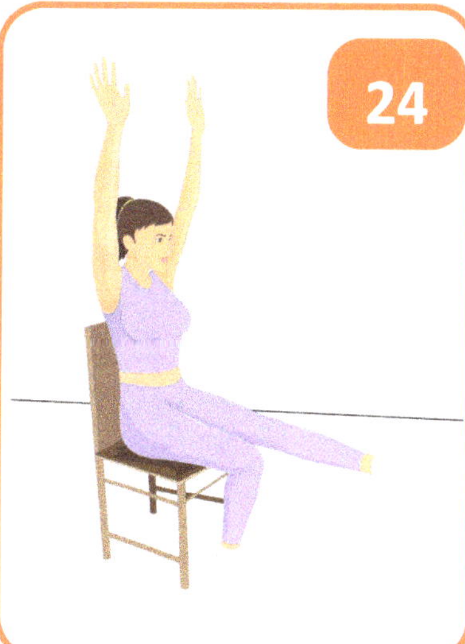

**Chaise bras levés +
coup de pied**

35 secondes de travail

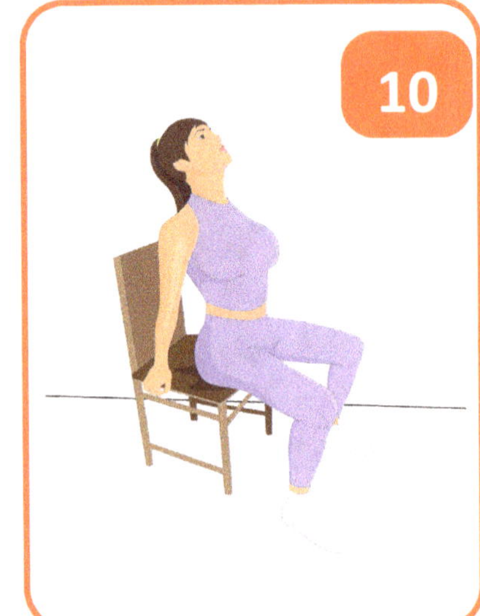

**Overture de poitrine
sur chaise**

15 secondes

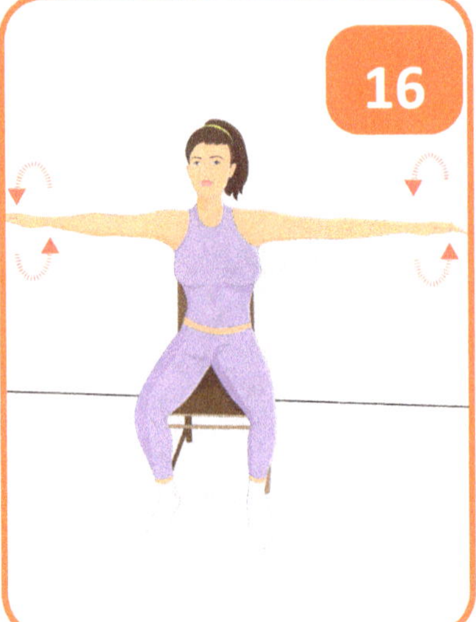

**Rotation de bras
sur chaise**

**15 répétitions dans le
sens des aiguilles
d'une montre + 15
répétitions dans
le sens inverse des
aiguilles d'une montre**

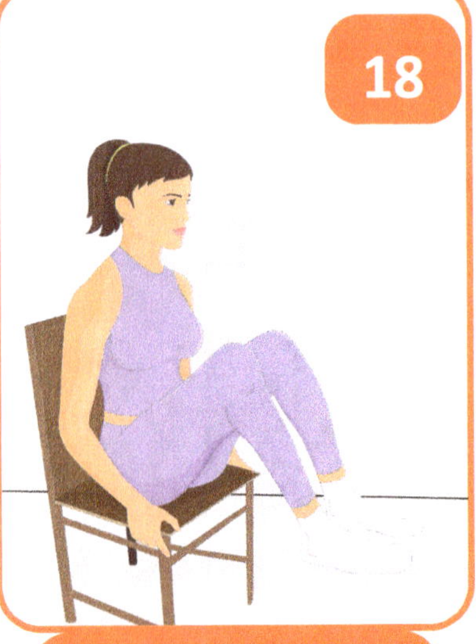

**Montées de genou
sur chaise**

7 répétitions

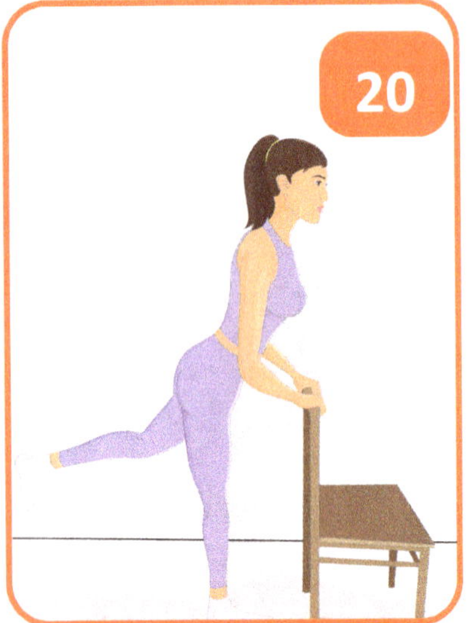

**Extension des fessiers
sur chaise**

**12 répétitions de
chaque côté**

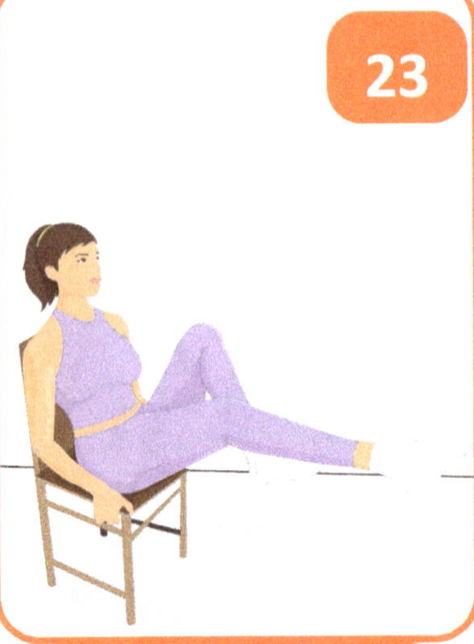

**Cyclisme
sur chaise**

25 secondes de travail

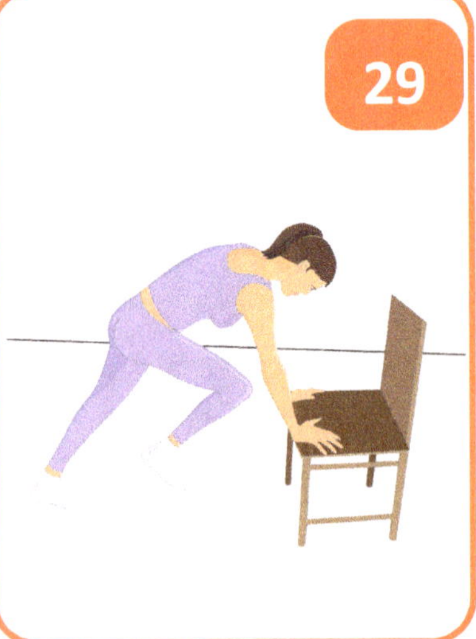

**Grimpeur
sur chaise**

45 secondes de travail

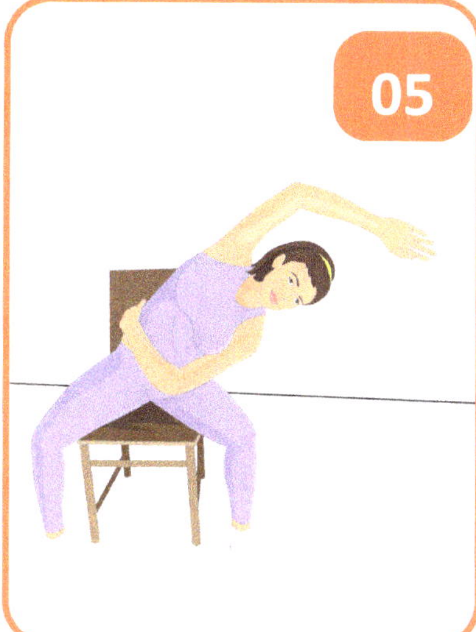

**Ouverture latérale
sur chaise**

**4 répétitions de chaque
côté (alternées)**

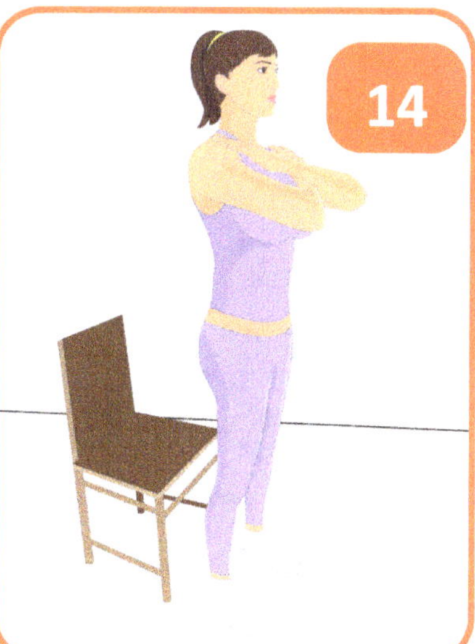

**Squat
sur chaise**

8 répétitions

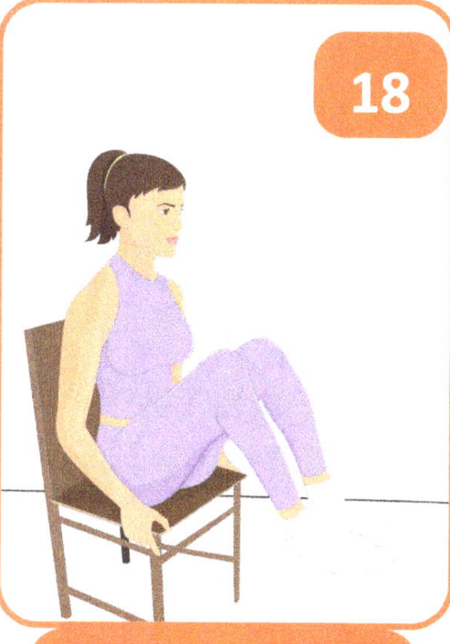

**Montées de
genou Sur Chaise**

8 répétitions

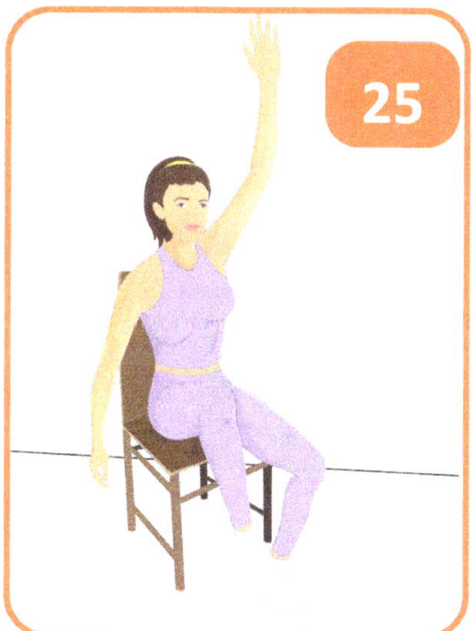

**Chaise marche
complète**

45 secondes

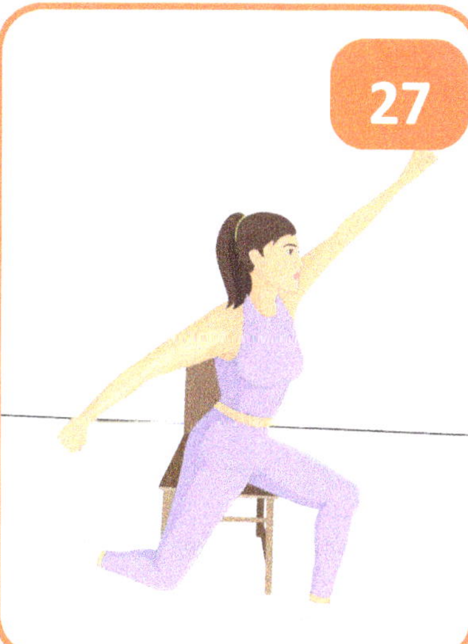

**Chaise super-héro
twist**

35 secondes de travail

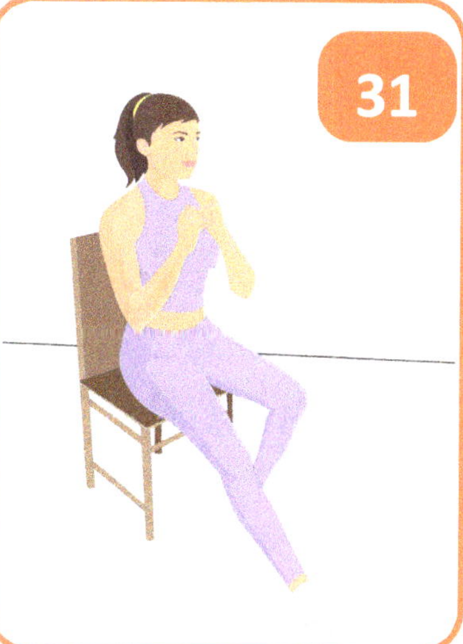

**Step chaise + Toucher
de genou**

35 secondes de travail

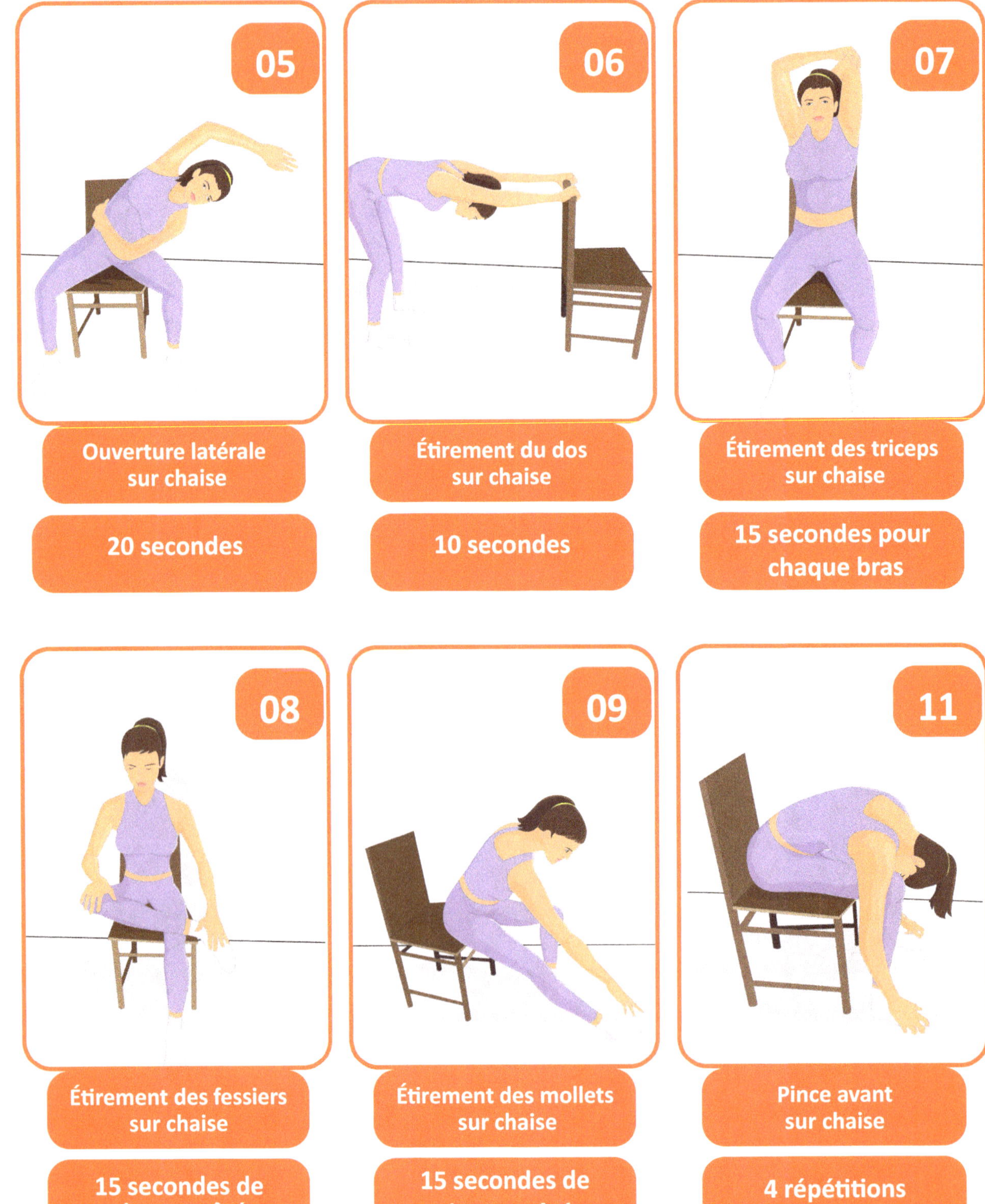

05
06
07
Ouverture latérale
sur chaise
20 secondes
Étirement du dos
sur chaise
10 secondes
Étirement des triceps
sur chaise
15 secondes pour
chaque bras
08
09
11
Étirement des fessiers
sur chaise
15 secondes de
chaque côté
Étirement des mollets
sur chaise
15 secondes de
chaque côté
Pince avant
sur chaise
4 répétitions

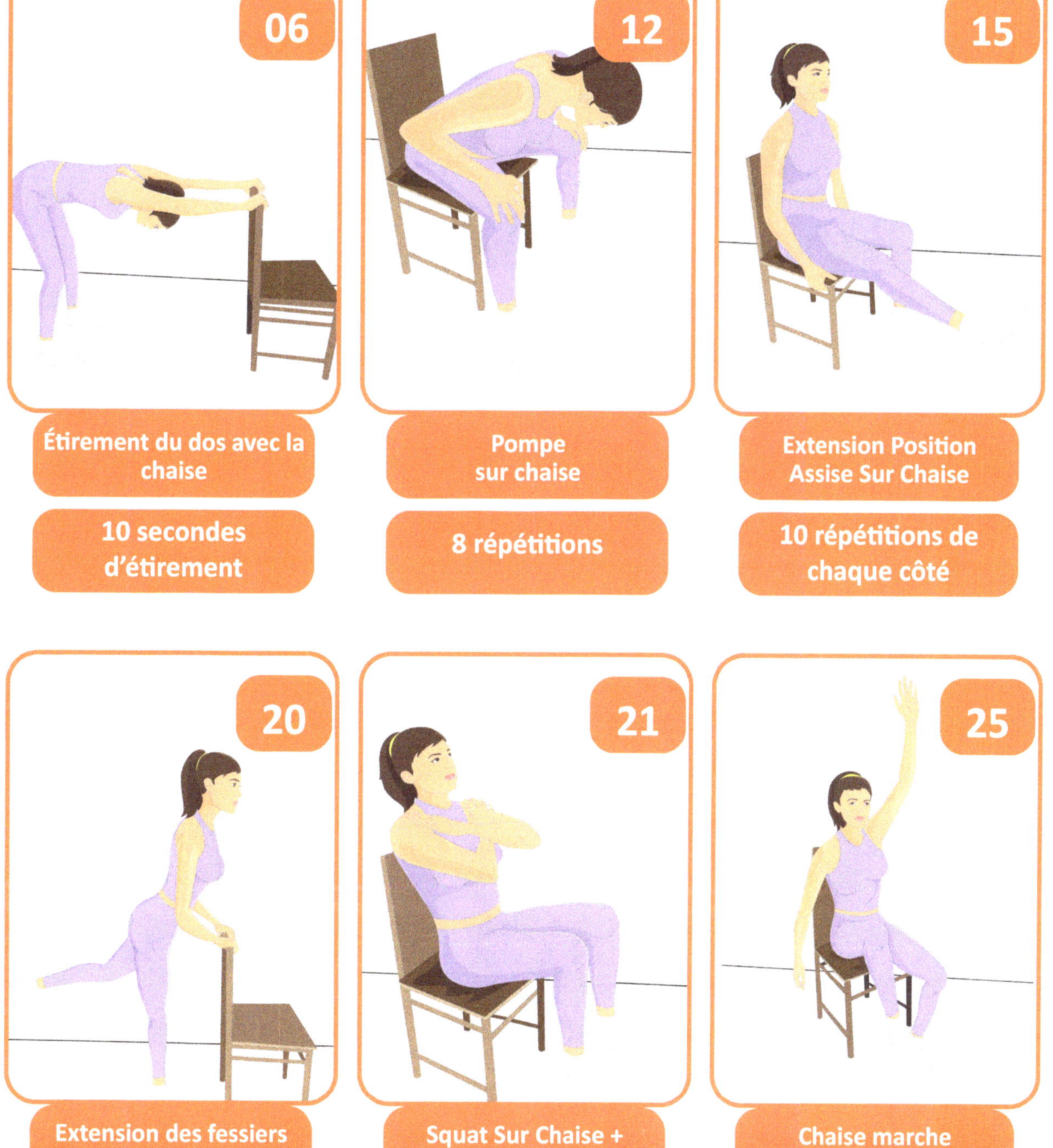

06
Étirement du dos avec la chaise
10 secondes d'étirement
12
Pompe sur chaise
8 répétitions
15
Extension Position Assise Sur Chaise
10 répétitions de chaque côté
20
Extension des fessiers sur chaise
10 répétitions de chaque côté
21
Squat Sur Chaise + Balancement
15 répétitions
25
Chaise marche complète
45 secondes de travail

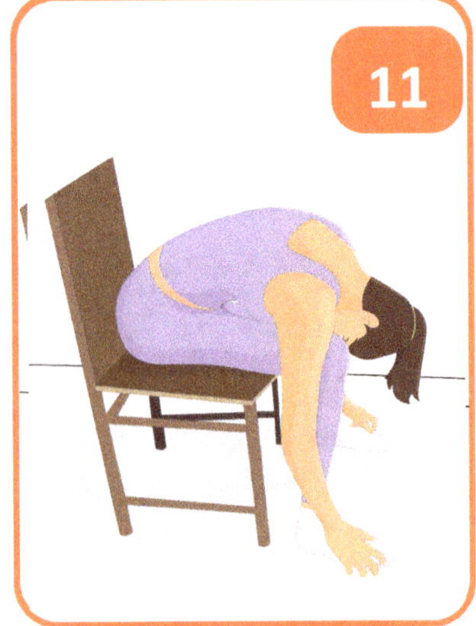

**Pince avant
sur chaise**

4 répétitions

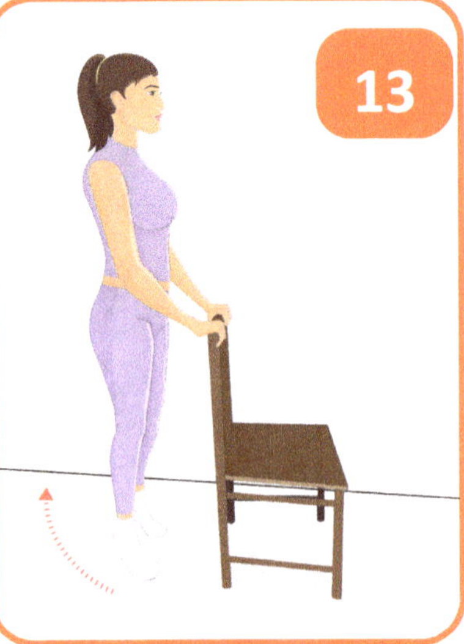

**Levées de mollets
sur chaise**

15 répétitions

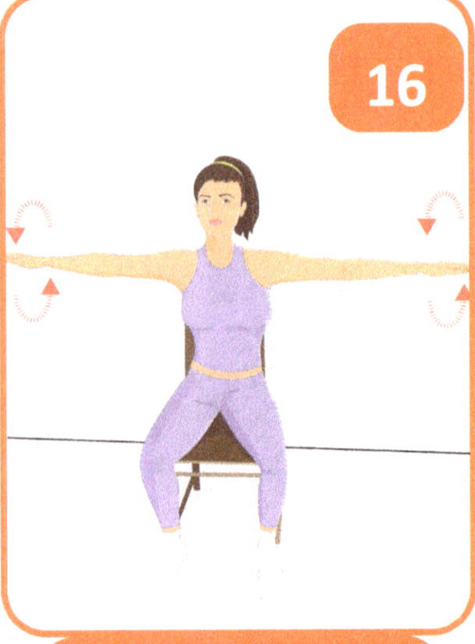

**Rotation de bras
sur chaise**

**15 répétitions dans le
sens des aiguilles
d'une montre + 15
répétitions dans
le sens inverse des
aiguilles d'une montre**

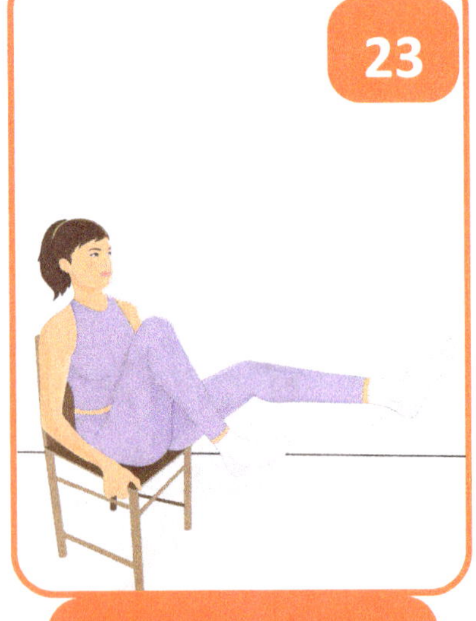

**Cyclisme
sur chaise**

45 secondes de travail

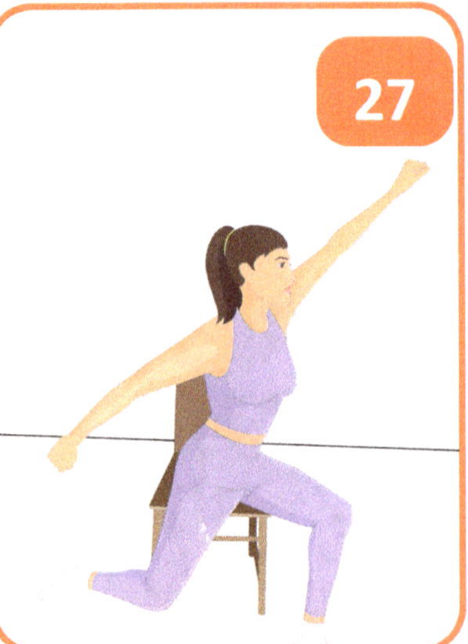

**Chaise
super-héro twist**

45 secondes de travail

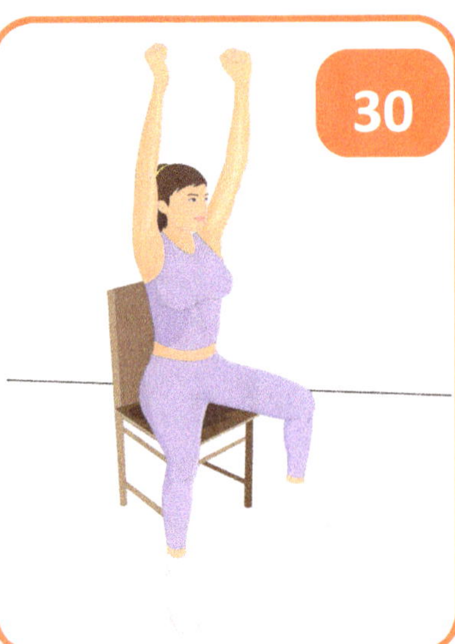

**Presse et ouverture
sur chaise**

18 répétitions

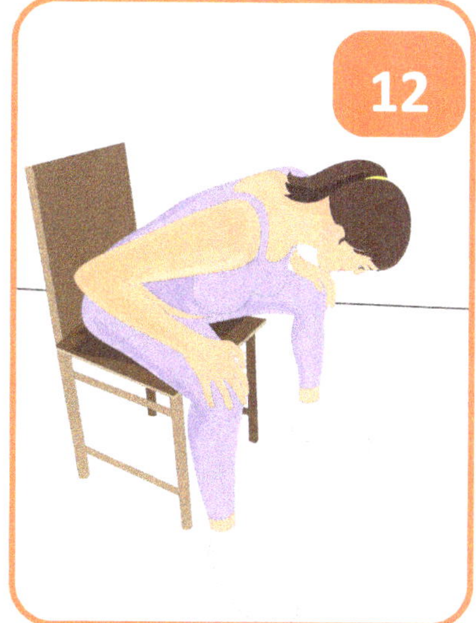

**Pompe
sur chaise**

8 répétitions

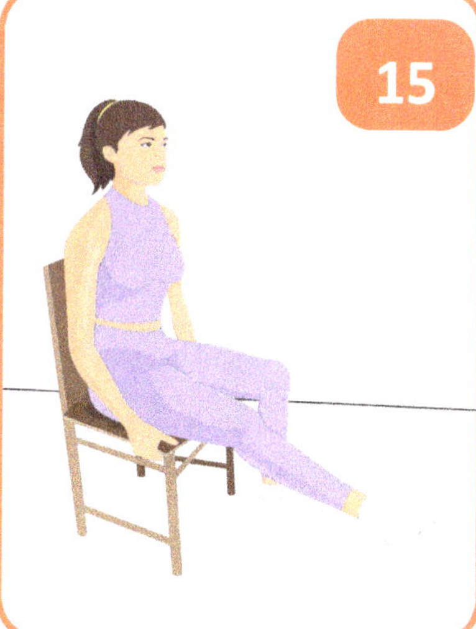

**Extension Position
Assise Sur Chaise**

**10 répétitions de
chaque côté**

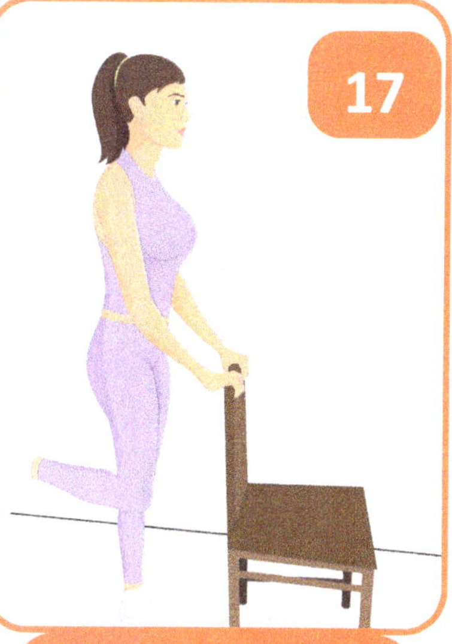

**Flexion de jambe
avec chaise**

**7 répétitions
chaque jambe**

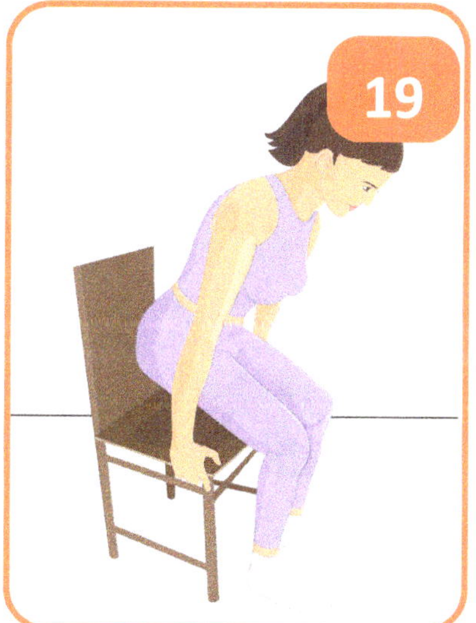

**Levées de hanches
sur chaise**

**maintien de 45
secondes**

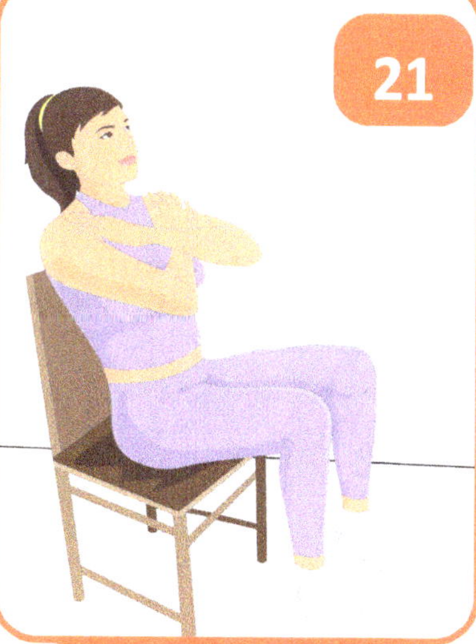

**Squat Sur Chaise +
Balancement**

15 répétitions

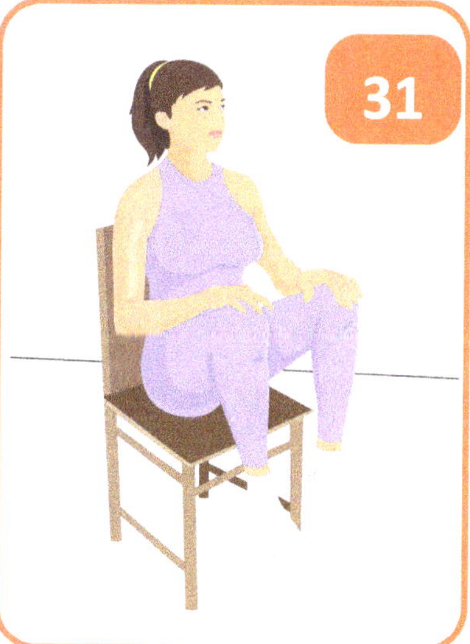

**Step sur chaise +
Toucher de genou**

45 secondes de travail

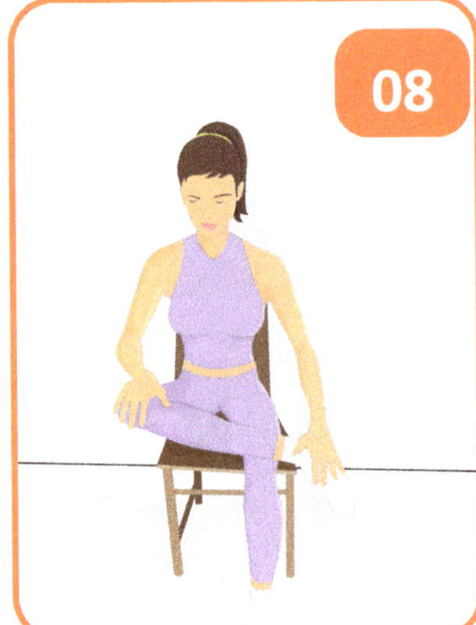

**Étirement des fessiers
sur chaise**

**15 secondes de
chaque côté**

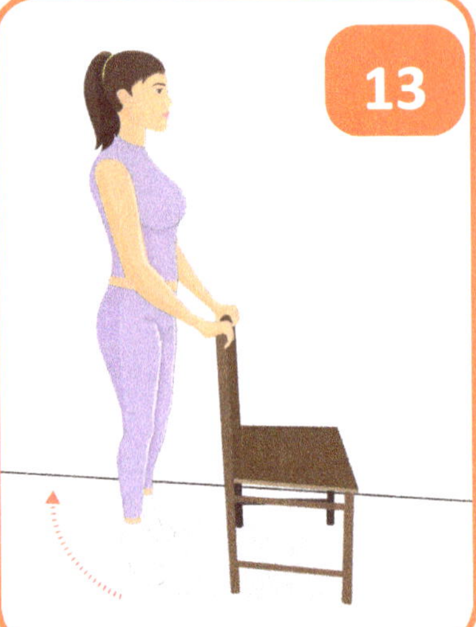

**Levées de mollets
sur chaise**

15 répétitions

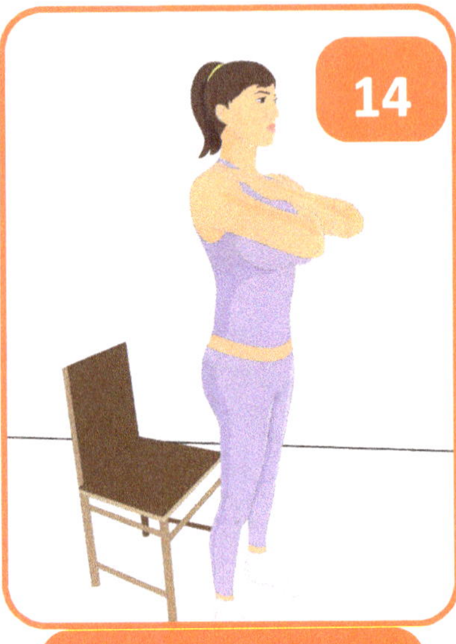

**Squat
sur chaise**

8 répétitions

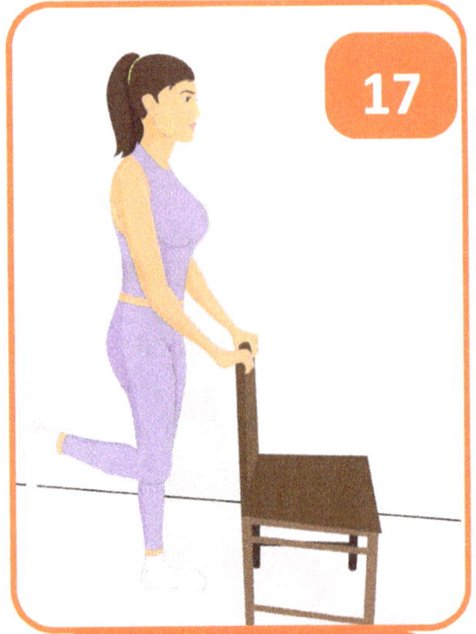

**Flexion de jambe
avec chaise**

**7 répétitions chaque
jambe**

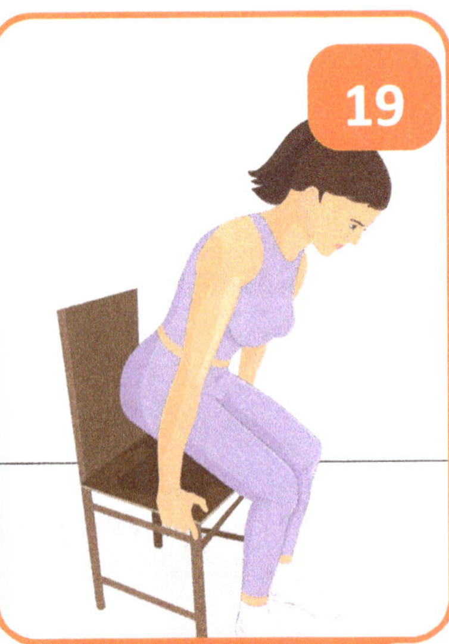

**Levées de hanches
sur chaise**

**45 maintien de
secondes**

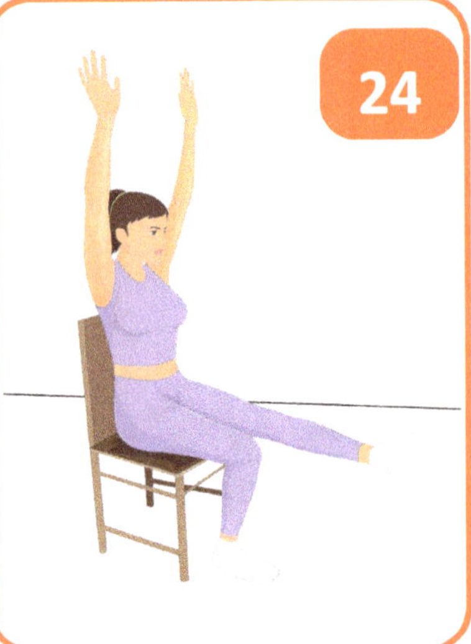

**Chaise bras levés +
coup de pied**

45 secondes de travail

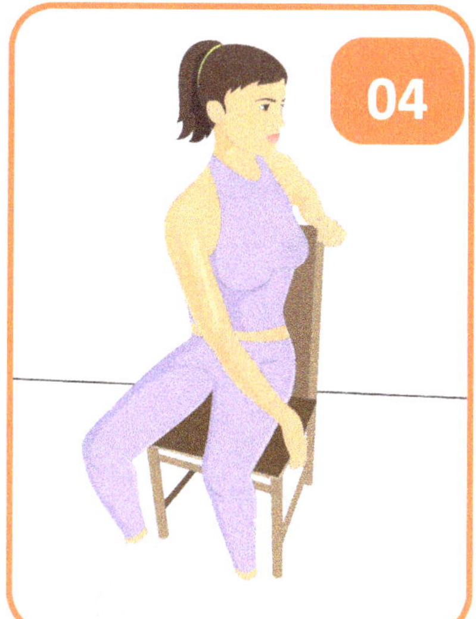

**Torsion
sur chaise**

**5 répétitions de
chaque côté**

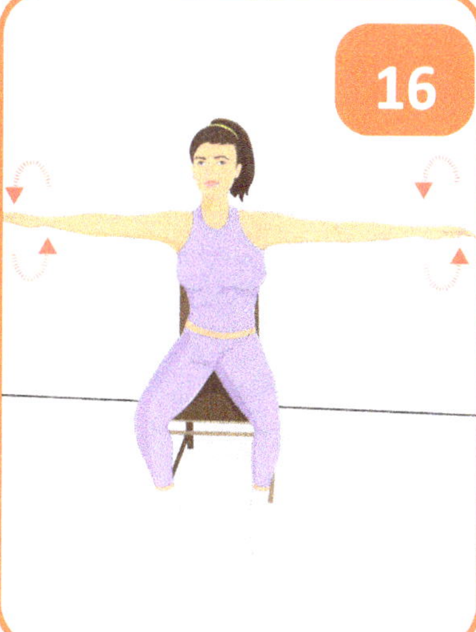

**Rotation de bras
sur chaise**

**15 répétitions dans le
sens des aiguilles
d'une montre + 15
répétitions dans
le sens inverse des
aiguilles d'une montre**

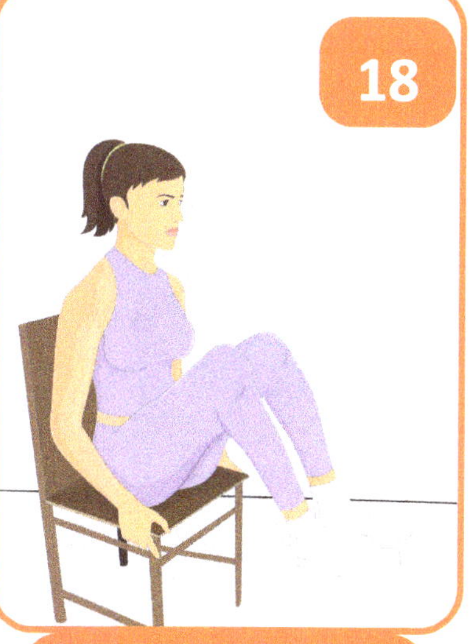

**Montées de genou
sur chaise**

7 répétitions

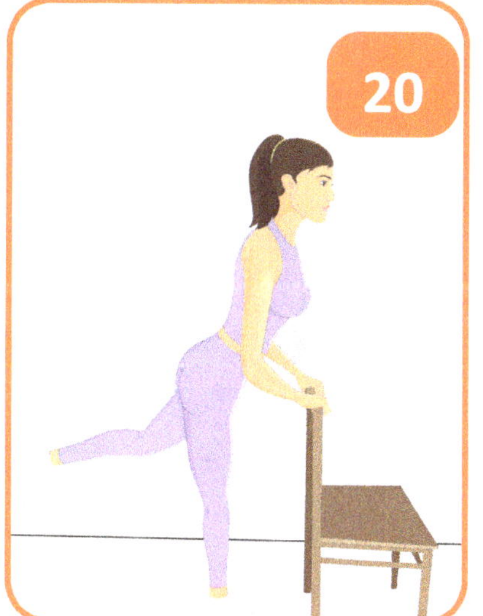

**Extension des fessiers
sur chaise**

**12 répétitions de
chaque côté**

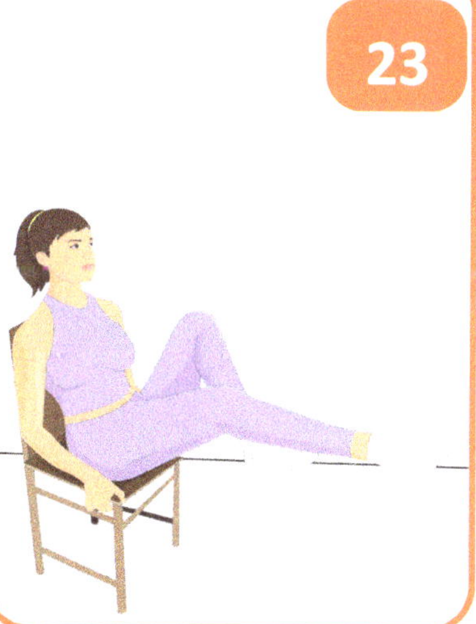

**Cyclisme
sur chaise**

45 secondes de travail

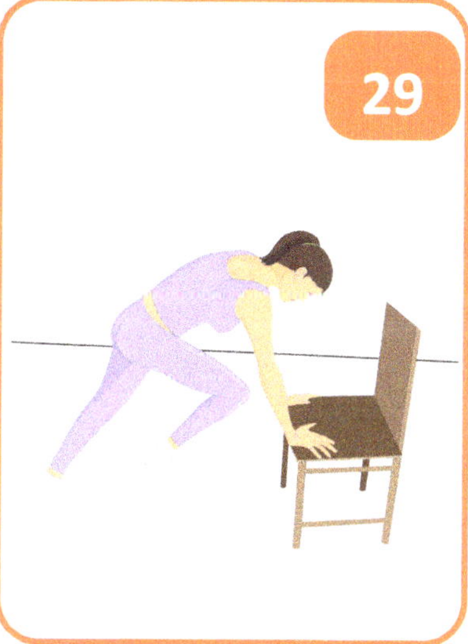

**Grimpeur
sur chaise**

60 secondes de travail

Jour 27 - À EFFECTUER QUATRE FOIS

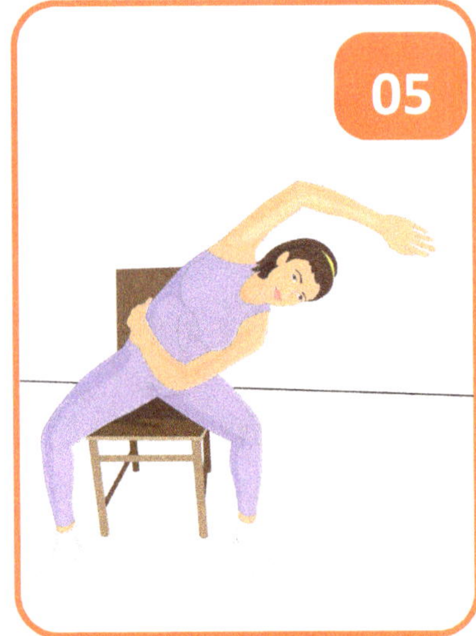

**Ouverture latérale
sur chaise**

**4 répétitions de chaque
côté (alternées)**

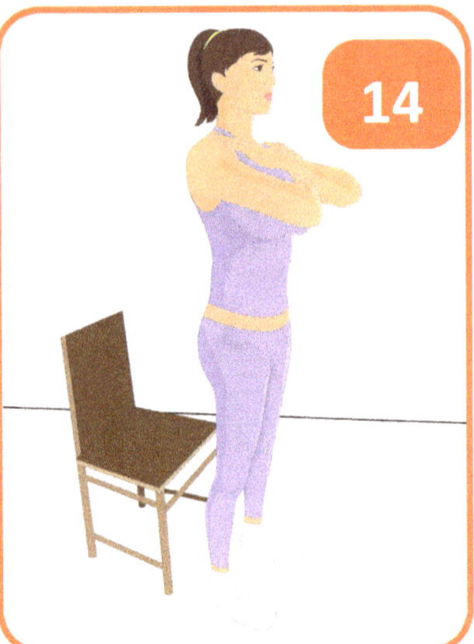

**Squat
sur chaise**

8 répétitions

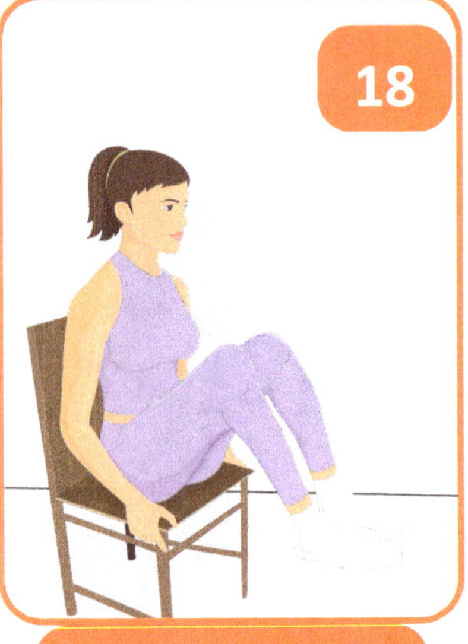

**Montées de
genou Sur Chaise**

8 répétitions

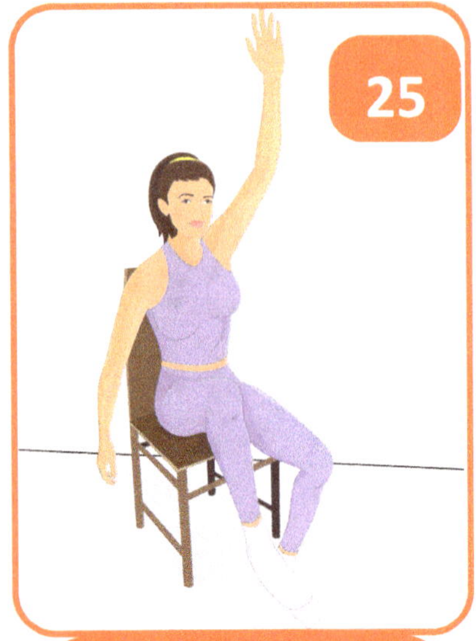

**Chaise marche
complète**

60 secondes

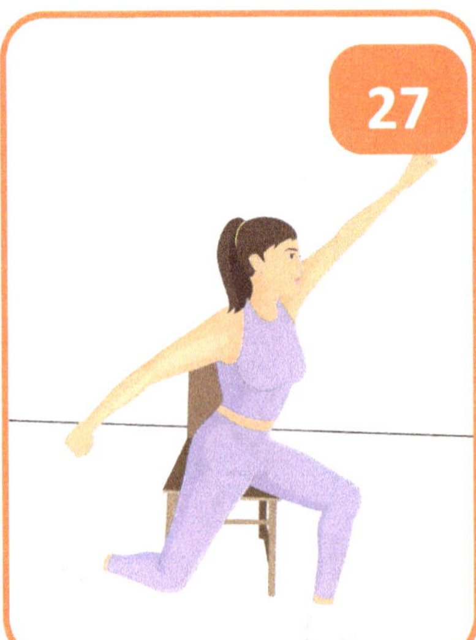

**Chaise super-héro
twist**

45 secondes de travail

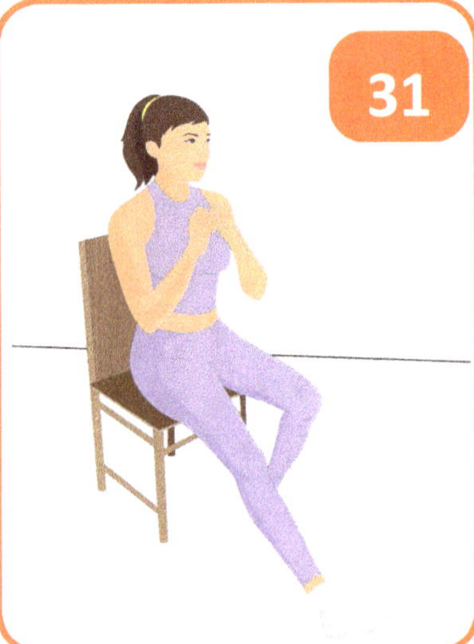

**Step chaise + Toucher
de genou**

45 secondes de travail

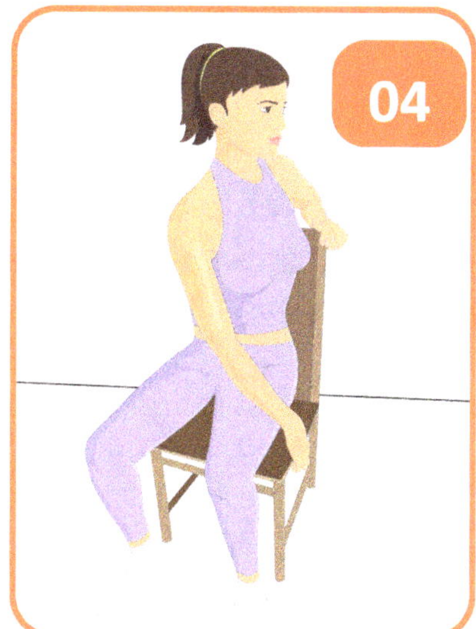

**Torsion
sur chaise**

**5 répétitions de
chaque côté**

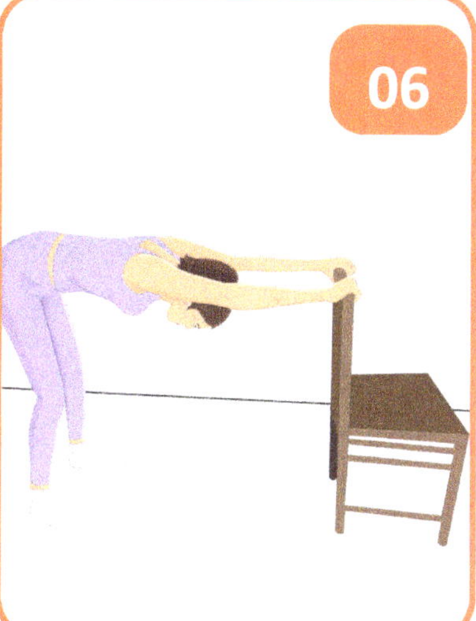

**Étirement du dos
sur chaise**

10 secondes

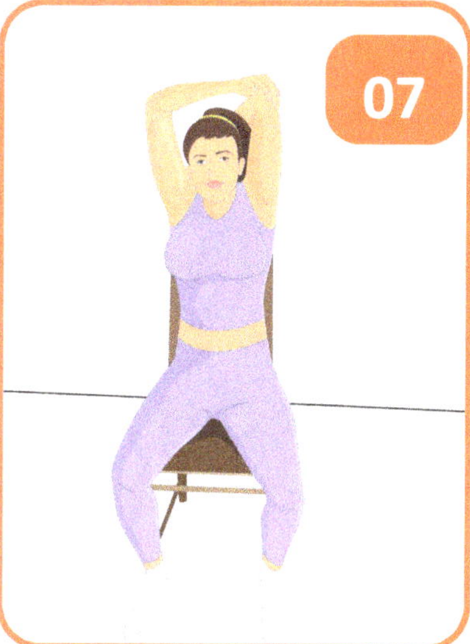

**Étirement des triceps
sur chaise**

**15 secondes pour
chaque bras**

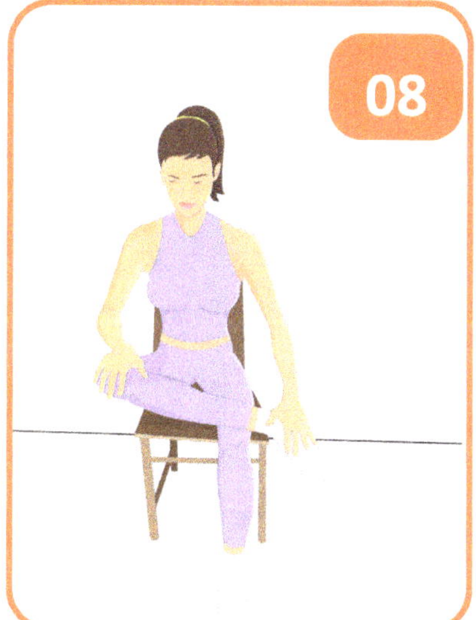

**Étirement des fessiers
sur chaise**

**15 secondes de
chaque côté**

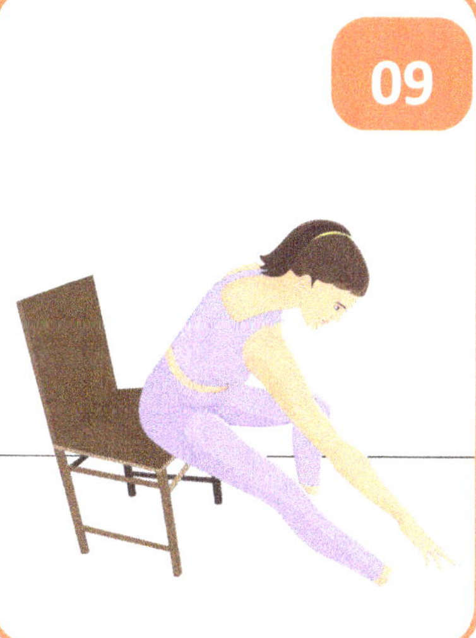

**Étirement des mollets
sur chaise**

**15 secondes de
chaque côté**

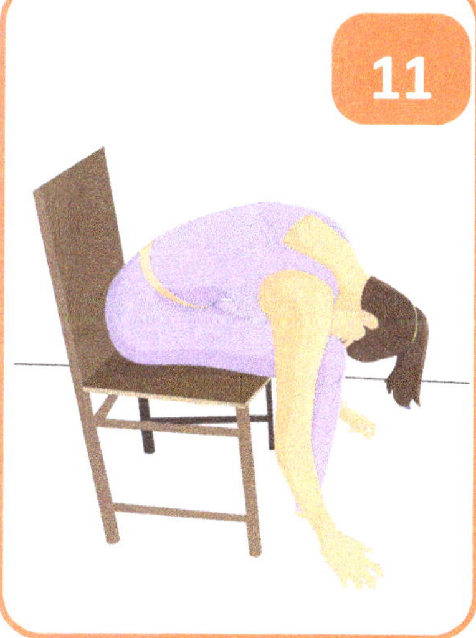

**Pince avant
sur chaise**

4 répétitions

CONCLUSION

Merci beaucoup d'avoir pris le temps de lire le livre ! J'espère sincèrement que vous apprécierez la mise en pagee, les illustrations et les explications détaillées pour chaque exercice.

Je suis profondément convaincu que l'intégration de ces exercices et la réalisation du défi de 28 jours peuvent réellement faire une différence positive dans votre parcours fitness. Je suis vraiment enthousiaste à l'idée que vous puissiez découvrir les bienfaits de ce programme.

Il est important de garder à l'esprit que, bien que l'exercice soit une composante cruciale de votre programme de fitness, maintenir une alimentation équilibrée et nutritive est tout aussi essentiel. Sans une alimentation appropriée, tous les efforts que vous consacrez à ces exercices pourraient ne pas produire les meilleurs résultats. Alors, n'oubliez pas de nourrir votre corps judicieusement pour tirer le meilleur parti de vos efforts. En réduisant simplement votre consommation de malbouffe et de sucre, vous pouvez faire un excellent départ !

Si vous avez des questions ou des doutes sur les entraînements, la nutrition, ou tout autre aspect de te parcours fitness, n'hésitez pas à me contacter à

chairyogafreecall@gmail.com . Je suis là pour fournir des conseils et un soutien afin de vous aider à rester sur la voie d'une version plus saine et plus heureuse de vous-même.

Je vous souhaite une bonne santé et du succès dans votre parcours fitness !

À bientôt dans le prochain livre de fitness !